" A toi qui as choisi de porter et de transmettre la Lumière du Lahochi ! "

Copyright © 2020
par Jīva Prakāśa ÉDITIONS
Tous droits réservés.

À l'exception des informations et représentations graphiques appartenant au domaine public, toute représentation ou reproduction, intégrale ou partielle faites sans le consentement de l'auteur est illicite (article L122-4 du code de la propriété intellectuelle).

Cette représentation ou reproduction illicite, par quelque procédé que ce soit, constitueraient une contrefaçon sanctionnée par les articles L335-2 et suivants du code de la propriété intellectuelle.

Le code de la propriété intellectuelle n'autorise aux termes de l'article L122-5 que les reproductions strictement destinées à l'usage privé et non destinées à l'utilisation collective d'une part, et d'autre part, que les analyses, et courtes illustrations dans un but d'exemple et d'illustration.

SOMMAIRE

 PROPRIÉTAIRE DU CARNET

 INFORMATIONS IMPORTANTES

 FICHES DE SUIVI DES CONSULTATIONS

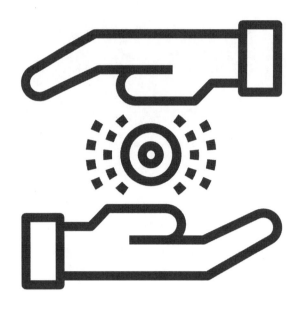

Ce carnet personnel et confidentiel appartient à :

☐ Madame ☐ Mademoiselle ☐ Monsieur

Prénom :

Nom :

Date de naissance :

Adresse complète :

Pays :

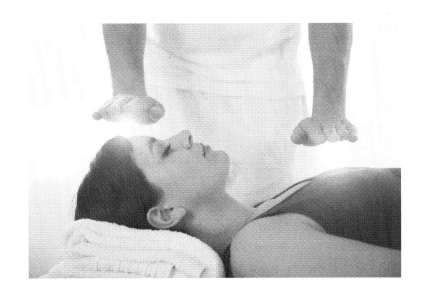

INFORMATIONS IMPORTANTES

Ce livre a été conçu pour accompagner les praticiens et praticiennes LAHOCHI dans le suivi de leurs consultants et uniquement cela.

Il n'a pas été conçu dans l'objectif de réaliser un diagnostic ou un suivi médical et ne peut, en aucune façon, se substituer à une consultation, un avis, une prescription ou un parcours de soins donné ou prescrit par un professionnel de santé.

Tout usage de ce livre, avis ou démarche contraire doit être indubitablement considéré comme une atteinte grave à l'éthique ainsi qu'à la déontologie requise dans le cadre d'un soin, d'une initiation, ou plus largement dans la pratique du Reiki dans son ensemble.

Un professionnel en soins énergétiques, n'est ni un médecin*, ni un psychologue*, ni un parent* et ne peut se substituer à aucun d'entre eux dans une pratique éthique et responsable du Lahochi dans son ensemble.

* le même cadre éthique, dans l'expression la plus large et entière du libre-arbitre de l'individu, est appelé même si en plus du Reiki vous exercez effectivement et légalement ces fonctions.

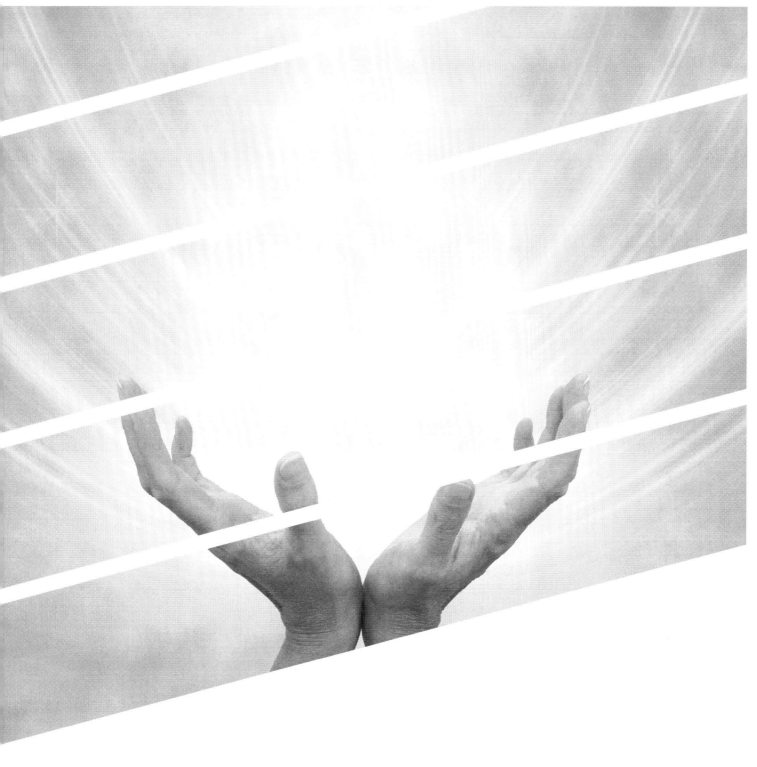

MON CARNET
DE SUIVI CONSULTANTS
SOINS LAHOCHI

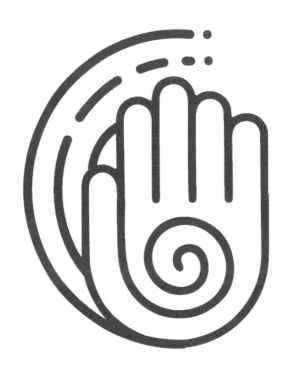

FICHE DE SUIVI CONSULTANT

IDENTITÉ

☐ Madame   ☐ Mademoiselle   ☐ Monsieur

Prénom :

Nom :

Date de Naissance :

Adresse complète :

Pays :

CONTACTS

Mobile :   ☐ préféré

Téléphone fixe :   ☐ préféré

Jour et horaires de rappels

☐ Lundi   ☐ Mardi   ☐ Mercredi   Matinée : entre ___h___ et ___h___

☐ Jeudi   ☐ Vendredi ☐ Samedi   Après-midi : entre ___h___ et ___h___

☐ Dimanche ☐ Du Lundi au Vendredi   Soirée : entre ___h__ et __h__

Mail :

Mail professionnel :

CONSULTATION N°1

Date du soin: Heure :

☐ En présentiel   ☐ A distance   ☐ Autres : ....

Signature d'une décharge ?   ☐ OUI   ☐ NON

ETAT GÉNÉRAL DU CONSULTANT SELON SES DIRES

ÉVÉNEMENTS MARQUANTS DU CONSULTANT

COMPTE-RENDU DE LA SÉANCE

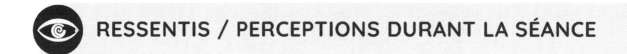 RESSENTIS / PERCEPTIONS DURANT LA SÉANCE

Perception de couleurs pendant la séance ?   OUI   NON
  Rouge   Orange   Jaune   Rose   Vert   Violet   Bleu
  Blanc   Doré   Autres : ....

 MESSAGES REÇUES DURANT LA SÉANCE

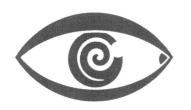 ZONE DE DESSIN

RETOUR DU CONSULTANT

ÉVALUTATION GÉNÉRALE DE LA SÉANCE

	1	2	3	4	5	6	7	8	9	10
CONSULTANT	○	○	○	○	○	○	○	○	○	○
PRATICIEN(NE)	○	○	○	○	○	○	○	○	○	○

CONSULTATION N°2

Date du soin: Heure :

☐ En présentiel   ☐ A distance   ☐ Autres : ....
Signature d'une décharge ?   OUI   NON

👤 ETAT GÉNÉRAL DU CONSULTANT SELON SES DIRES

ÉVÉNEMENTS MARQUANTS DU CONSULTANT

COMPTE-RENDU DE LA SÉANCE

COMPTE-RENDU DE LA SÉANCE

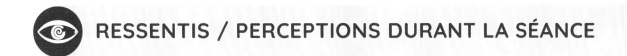 RESSENTIS / PERCEPTIONS DURANT LA SÉANCE

Perception de couleurs pendant la séance ?   OUI   NON

Rouge   Orange   Jaune   Rose   Vert   Violet   Bleu

Blanc   Doré   Autres : ....

 MESSAGES REÇUES DURANT LA SÉANCE

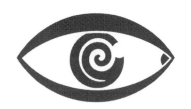 ZONE DE DESSIN

RETOUR DU CONSULTANT

ÉVALUTATION GÉNÉRALE DE LA SÉANCE

	1	2	3	4	5	6	7	8	9	10
CONSULTANT	○	○	○	○	○	○	○	○	○	○
PRATICIEN(NE)	○	○	○	○	○	○	○	○	○	○

CONSULTATION N°3

Date du soin: Heure :

En présentiel   A distance   Autres : ....

Signature d'une décharge ?   OUI   NON

ETAT GÉNÉRAL DU CONSULTANT SELON SES DIRES

ÉVÉNEMENTS MARQUANTS DU CONSULTANT

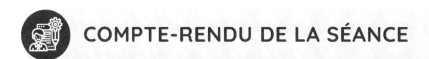
COMPTE-RENDU DE LA SÉANCE

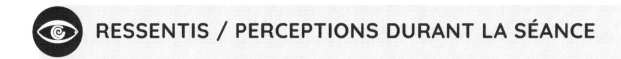 **RESSENTIS / PERCEPTIONS DURANT LA SÉANCE**

Perception de couleurs pendant la séance ?   OUI   NON

Rouge   Orange   Jaune   Rose   Vert   Violet   Bleu

Blanc   Doré   Autres : ....

 MESSAGES REÇUES DURANT LA SÉANCE

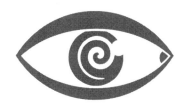 ZONE DE DESSIN

RETOUR DU CONSULTANT

ÉVALUTATION GÉNÉRALE DE LA SÉANCE

	1	2	3	4	5	6	7	8	9	10
CONSULTANT	○	○	○	○	○	○	○	○	○	○
PRATICIEN(NE)	○	○	○	○	○	○	○	○	○	○

HISTORIQUE / PLANIFICATION DES RENDEZ-VOUS

1ER RENDEZ-VOUS — JOUR / DATE / HEURE

2EME RENDEZ-VOUS — JOUR / DATE / HEURE

3EME RENDEZ-VOUS — JOUR / DATE / HEURE

4EME RENDEZ-VOUS — JOUR / DATE / HEURE

5EME RENDEZ-VOUS — JOUR / DATE / HEURE

6EME RENDEZ-VOUS — JOUR / DATE / HEURE

7EME RENDEZ-VOUS — JOUR / DATE / HEURE

8EME RENDEZ-VOUS — JOUR / DATE / HEURE

FICHE DE SUIVI CONSULTANT

IDENTITÉ

☐ Madame ☐ Mademoiselle ☐ Monsieur

Prénom :

Nom :

Date de Naissance :

Adresse complète :

Pays :

CONTACTS

Mobile : ☐ préféré

Téléphone fixe : ☐ préféré

Jour et horaires de rappels

☐ Lundi ☐ Mardi ☐ Mercredi
☐ Jeudi ☐ Vendredi ☐ Samedi
☐ Dimanche ☐ Du Lundi au Vendredi

Matinée : entre ___h___ et ___h___
Après-midi : entre ___h___ et ___h___
Soirée : entre ___h__ et __h__

Mail :

Mail professionnel :

CONSULTATION N°1

Date du soin: Heure :

☐ En présentiel   ☐ A distance   Autres : ....

Signature d'une décharge ?   ☐ OUI   ☐ NON

 ETAT GÉNÉRAL DU CONSULTANT SELON SES DIRES

 ÉVÉNEMENTS MARQUANTS DU CONSULTANT

COMPTE-RENDU DE LA SÉANCE

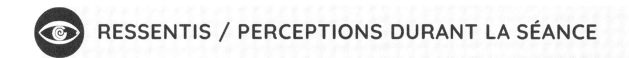

RESSENTIS / PERCEPTIONS DURANT LA SÉANCE

Perception de couleurs pendant la séance ?　　OUI　　NON

Rouge　　Orange　　Jaune　　Rose　　Vert　　Violet　　Bleu

Blanc　　Doré　　Autres : ....

MESSAGES REÇUES DURANT LA SÉANCE

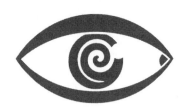 ZONE DE DESSIN

RETOUR DU CONSULTANT

ÉVALUTATION GÉNÉRALE DE LA SÉANCE

	1	2	3	4	5	6	7	8	9	10
CONSULTANT	○	○	○	○	○	○	○	○	○	○
PRATICIEN(NE)	○	○	○	○	○	○	○	○	○	○

CONSULTATION N°2

Date du soin:　　　　　　　　　　Heure :

☐ En présentiel　　☐ A distance　　☐ Autres : ....
Signature d'une décharge ?　　☐ OUI　　　　　　☐ NON

🏃 ETAT GÉNÉRAL DU CONSULTANT SELON SES DIRES

ÉVÉNEMENTS MARQUANTS DU CONSULTANT

COMPTE-RENDU DE LA SÉANCE

👁 RESSENTIS / PERCEPTIONS DURANT LA SÉANCE

Perception de couleurs pendant la séance ?   ☐ OUI   ☐ NON

☐ Rouge   ☐ Orange   ☐ Jaune   ☐ Rose   ☐ Vert   ☐ Violet   ☐ Bleu

☐ Blanc   ☐ Doré   ☐ Autres : ....

💬 MESSAGES REÇUES DURANT LA SÉANCE

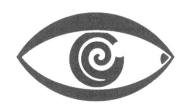 ZONE DE DESSIN

RETOUR DU CONSULTANT

ÉVALUTATION GÉNÉRALE DE LA SÉANCE

CONSULTANT ○ ○ ○ ○ ○ ○ ○ ○ ○ ○
   1 2 3 4 5 6 7 8 9 10
PRATICIEN(NE) ○ ○ ○ ○ ○ ○ ○ ○ ○ ○

CONSULTATION N°3

Date du soin: Heure :

En présentiel   A distance   Autres : ....

Signature d'une décharge ?   OUI   NON

 ETAT GÉNÉRAL DU CONSULTANT SELON SES DIRES

 ÉVÉNEMENTS MARQUANTS DU CONSULTANT

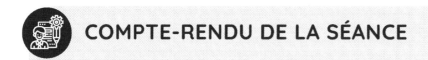# COMPTE-RENDU DE LA SÉANCE

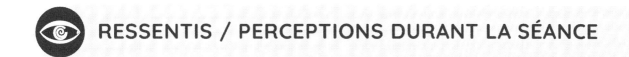 RESSENTIS / PERCEPTIONS DURANT LA SÉANCE

Perception de couleurs pendant la séance ?   OUI   NON
Rouge   Orange   Jaune   Rose   Vert   Violet   Bleu
Blanc   Doré   Autres : ....

 MESSAGES REÇUES DURANT LA SÉANCE

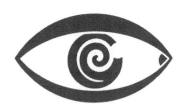 ZONE DE DESSIN

RETOUR DU CONSULTANT

ÉVALUTATION GÉNÉRALE DE LA SÉANCE

CONSULTANT

1 2 3 4 5 6 7 8 9 10

PRATICIEN(NE)

HISTORIQUE / PLANIFICATION DES RENDEZ-VOUS

1ER RENDEZ-VOUS — JOUR / DATE / HEURE

2EME RENDEZ-VOUS — JOUR / DATE / HEURE

3EME RENDEZ-VOUS — JOUR / DATE / HEURE

4EME RENDEZ-VOUS — JOUR / DATE / HEURE

5EME RENDEZ-VOUS — JOUR / DATE / HEURE

6EME RENDEZ-VOUS — JOUR / DATE / HEURE

7EME RENDEZ-VOUS — JOUR / DATE / HEURE

8EME RENDEZ-VOUS — JOUR / DATE / HEURE

FICHE DE SUIVI CONSULTANT

IDENTITÉ

☐ Madame ☐ Mademoiselle ☐ Monsieur

Prénom :

Nom :

Date de Naissance :

Adresse complète :

Pays :

CONTACTS

Mobile : préféré

Téléphone fixe : préféré

Jour et horaires de rappels

☐ Lundi ☐ Mardi ☐ Mercredi Matinée : entre ___h___ et ___h___

☐ Jeudi ☐ Vendredi ☐ Samedi Après-midi : entre ___h___ et ___h___

☐ Dimanche ☐ Du Lundi au Vendredi Soirée : entre ___h__ et __h__

Mail :

Mail professionnel :

CONSULTATION N°1

Date du soin: Heure :

☐ En présentiel   ☐ A distance   ☐ Autres : ....

Signature d'une décharge ?   ☐ OUI   ☐ NON

 ETAT GÉNÉRAL DU CONSULTANT SELON SES DIRES

 ÉVÉNEMENTS MARQUANTS DU CONSULTANT

COMPTE-RENDU DE LA SÉANCE

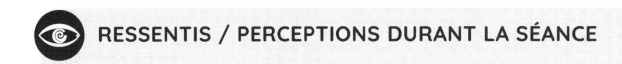 RESSENTIS / PERCEPTIONS DURANT LA SÉANCE

Perception de couleurs pendant la séance ?　　　OUI　　　　　NON

　Rouge　　　Orange　　　Jaune　　　Rose　　　Vert　　　Violet　　　Bleu

　Blanc　　　Doré　　　Autres : ....

 MESSAGES REÇUES DURANT LA SÉANCE

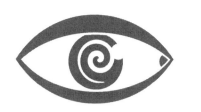

ZONE DE DESSIN

RETOUR DU CONSULTANT

ÉVALUTATION GÉNÉRALE DE LA SÉANCE

CONSULTANT	1	2	3	4	5	6	7	8	9	10
PRATICIEN(NE)										

CONSULTATION N°2

Date du soin: Heure :

En présentiel   A distance   Autres : ....

Signature d'une décharge ?   OUI   NON

 ETAT GÉNÉRAL DU CONSULTANT SELON SES DIRES

 ÉVÉNEMENTS MARQUANTS DU CONSULTANT

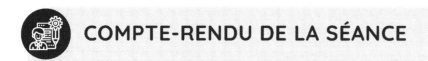
COMPTE-RENDU DE LA SÉANCE

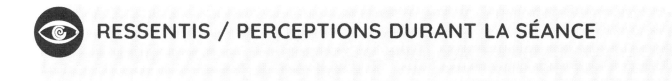 RESSENTIS / PERCEPTIONS DURANT LA SÉANCE

Perception de couleurs pendant la séance ?   OUI   NON

Rouge   Orange   Jaune   Rose   Vert   Violet   Bleu

Blanc   Doré   Autres : ....

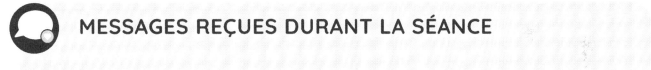 MESSAGES REÇUES DURANT LA SÉANCE

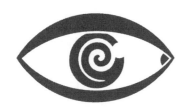 ZONE DE DESSIN

RETOUR DU CONSULTANT

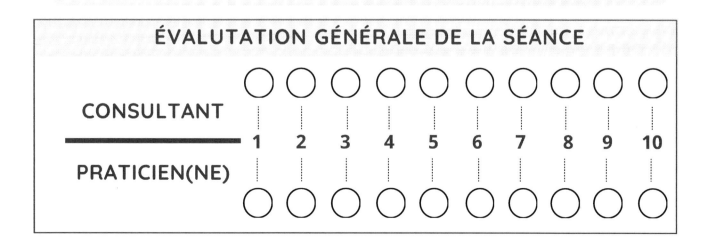

CONSULTATION N°3

Date du soin: Heure :

☐ En présentiel   ☐ A distance   ☐ Autres : ....

Signature d'une décharge ?   ☐ OUI   ☐ NON

 ETAT GÉNÉRAL DU CONSULTANT SELON SES DIRES

 ÉVÉNEMENTS MARQUANTS DU CONSULTANT

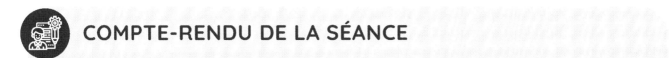

COMPTE-RENDU DE LA SÉANCE

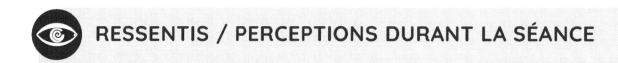
RESSENTIS / PERCEPTIONS DURANT LA SÉANCE

Perception de couleurs pendant la séance ?   OUI   NON

☐ Rouge   ☐ Orange   ☐ Jaune   ☐ Rose   ☐ Vert   ☐ Violet   ☐ Bleu
☐ Blanc   ☐ Doré   ☐ Autres : ....

MESSAGES REÇUES DURANT LA SÉANCE

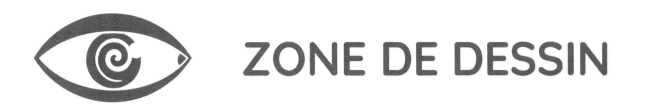

ZONE DE DESSIN

RETOUR DU CONSULTANT

ÉVALUTATION GÉNÉRALE DE LA SÉANCE

	1	2	3	4	5	6	7	8	9	10
CONSULTANT	○	○	○	○	○	○	○	○	○	○
PRATICIEN(NE)	○	○	○	○	○	○	○	○	○	○

HISTORIQUE / PLANIFICATION DES RENDEZ-VOUS

1ER RENDEZ-VOUS — JOUR / DATE / HEURE

2EME RENDEZ-VOUS — JOUR / DATE / HEURE

3EME RENDEZ-VOUS — JOUR / DATE / HEURE

4EME RENDEZ-VOUS — JOUR / DATE / HEURE

5EME RENDEZ-VOUS — JOUR / DATE / HEURE

6EME RENDEZ-VOUS — JOUR / DATE / HEURE

7EME RENDEZ-VOUS — JOUR / DATE / HEURE

8EME RENDEZ-VOUS — JOUR / DATE / HEURE

FICHE DE SUIVI CONSULTANT

IDENTITÉ

☐ Madame ☐ Mademoiselle ☐ Monsieur

Prénom :

Nom :

Date de Naissance :

Adresse complète :

Pays :

CONTACTS

Mobile : ☐ préféré

Téléphone fixe : ☐ préféré

Jour et horaires de rappels

☐ Lundi ☐ Mardi ☐ Mercredi Matinée : entre ___h___ et ___h___

☐ Jeudi ☐ Vendredi ☐ Samedi Après-midi : entre ___h___ et ___h___

☐ Dimanche ☐ Du Lundi au Vendredi Soirée : entre ___h__ et __h__

Mail :

Mail professionnel :

CONSULTATION N°1

Date du soin: Heure :

En présentiel   A distance   Autres : ....

Signature d'une décharge ?   OUI   NON

 ETAT GÉNÉRAL DU CONSULTANT SELON SES DIRES

 ÉVÉNEMENTS MARQUANTS DU CONSULTANT

COMPTE-RENDU DE LA SÉANCE

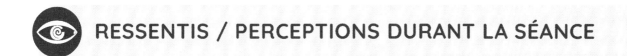 RESSENTIS / PERCEPTIONS DURANT LA SÉANCE

Perception de couleurs pendant la séance ?   OUI   NON

Rouge   Orange   Jaune   Rose   Vert   Violet   Bleu

Blanc   Doré   Autres : ....

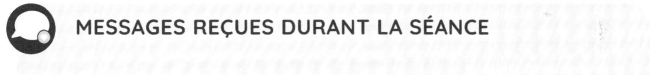 MESSAGES REÇUES DURANT LA SÉANCE

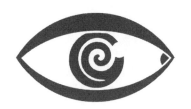 ZONE DE DESSIN

RETOUR DU CONSULTANT

ÉVALUTATION GÉNÉRALE DE LA SÉANCE

CONSULTANT

○ ○ ○ ○ ○ ○ ○ ○ ○ ○

1　2　3　4　5　6　7　8　9　10

PRATICIEN(NE)

○ ○ ○ ○ ○ ○ ○ ○ ○ ○

CONSULTATION N°2

Date du soin :   Heure :

☐ En présentiel   ☐ A distance   ☐ Autres : ....

Signature d'une décharge ?   ☐ OUI   ☐ NON

ETAT GÉNÉRAL DU CONSULTANT SELON SES DIRES

ÉVÉNEMENTS MARQUANTS DU CONSULTANT

COMPTE-RENDU DE LA SÉANCE

👁 RESSENTIS / PERCEPTIONS DURANT LA SÉANCE

Perception de couleurs pendant la séance ?   ☐ OUI   ☐ NON
☐ Rouge   ☐ Orange   ☐ Jaune   ☐ Rose   ☐ Vert   ☐ Violet   ☐ Bleu
☐ Blanc   ☐ Doré   ☐ Autres : ....

💬 MESSAGES REÇUES DURANT LA SÉANCE

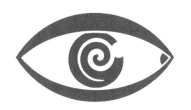 ZONE DE DESSIN

RETOUR DU CONSULTANT

ÉVALUTATION GÉNÉRALE DE LA SÉANCE

CONSULTANT ◯ ◯ ◯ ◯ ◯ ◯ ◯ ◯ ◯ ◯
　　　　　　 1　2　3　4　5　6　7　8　9　10
PRATICIEN(NE) ◯ ◯ ◯ ◯ ◯ ◯ ◯ ◯ ◯ ◯

CONSULTATION N°3

Date du soin: Heure :

　　En présentiel   A distance   Autres : ....

Signature d'une décharge ?   OUI   NON

 ETAT GÉNÉRAL DU CONSULTANT SELON SES DIRES

 ÉVÉNEMENTS MARQUANTS DU CONSULTANT

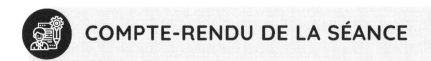

COMPTE-RENDU DE LA SÉANCE

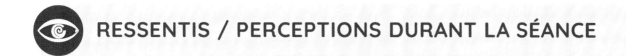 RESSENTIS / PERCEPTIONS DURANT LA SÉANCE

Perception de couleurs pendant la séance ?   OUI   NON

Rouge   Orange   Jaune   Rose   Vert   Violet   Bleu

Blanc   Doré   Autres : ....

 MESSAGES REÇUES DURANT LA SÉANCE

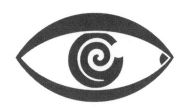 ZONE DE DESSIN

RETOUR DU CONSULTANT

ÉVALUTATION GÉNÉRALE DE LA SÉANCE

	1	2	3	4	5	6	7	8	9	10
CONSULTANT	○	○	○	○	○	○	○	○	○	○
PRATICIEN(NE)	○	○	○	○	○	○	○	○	○	○

HISTORIQUE / PLANIFICATION DES RENDEZ-VOUS

1ER RENDEZ-VOUS — JOUR / DATE / HEURE

2EME RENDEZ-VOUS — JOUR / DATE / HEURE

3EME RENDEZ-VOUS — JOUR / DATE / HEURE

4EME RENDEZ-VOUS — JOUR / DATE / HEURE

5EME RENDEZ-VOUS — JOUR / DATE / HEURE

6EME RENDEZ-VOUS — JOUR / DATE / HEURE

7EME RENDEZ-VOUS — JOUR / DATE / HEURE

8EME RENDEZ-VOUS — JOUR / DATE / HEURE

FICHE DE SUIVI CONSULTANT

IDENTITÉ

    Madame   Mademoiselle   Monsieur

Prénom :

Nom :

Date de Naissance :

Adresse complète :

Pays :

CONTACTS

Mobile :   préféré

Téléphone fixe :   préféré

Jour et horaires de rappels

Lundi	Mardi	Mercredi	Matinée : entre ___h___ et ___h___
Jeudi	Vendredi	Samedi	Après-midi : entre ___h___ et ___h___
Dimanche	Du Lundi au Vendredi		Soirée : entre ___h__ et __h__

Mail :

Mail professionnel :

CONSULTATION N°1

Date du soin: Heure :

☐ En présentiel   ☐ A distance   ☐ Autres : ....

Signature d'une décharge ?   ☐ OUI   ☐ NON

ETAT GÉNÉRAL DU CONSULTANT SELON SES DIRES

ÉVÉNEMENTS MARQUANTS DU CONSULTANT

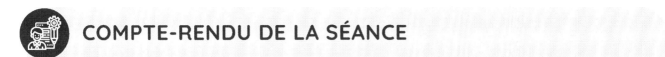

COMPTE-RENDU DE LA SÉANCE

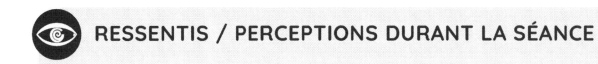 **RESSENTIS / PERCEPTIONS DURANT LA SÉANCE**

Perception de couleurs pendant la séance ? ☐ OUI ☐ NON

☐ Rouge ☐ Orange ☐ Jaune ☐ Rose ☐ Vert ☐ Violet ☐ Bleu

☐ Blanc ☐ Doré ☐ Autres : ....

 MESSAGES REÇUES DURANT LA SÉANCE

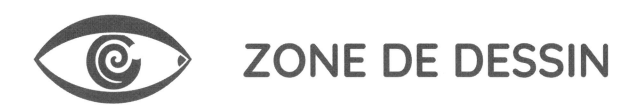 ZONE DE DESSIN

RETOUR DU CONSULTANT

ÉVALUTATION GÉNÉRALE DE LA SÉANCE

CONSULTANT

○ ○ ○ ○ ○ ○ ○ ○ ○ ○

1 2 3 4 5 6 7 8 9 10

PRATICIEN(NE)

○ ○ ○ ○ ○ ○ ○ ○ ○ ○

CONSULTATION N°2

Date du soin: Heure :

En présentiel   A distance   Autres : ....

Signature d'une décharge ?   OUI   NON

ETAT GÉNÉRAL DU CONSULTANT SELON SES DIRES

ÉVÉNEMENTS MARQUANTS DU CONSULTANT

COMPTE-RENDU DE LA SÉANCE

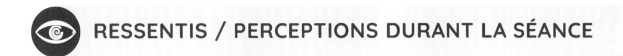 RESSENTIS / PERCEPTIONS DURANT LA SÉANCE

Perception de couleurs pendant la séance ?   OUI   NON

Rouge   Orange   Jaune   Rose   Vert   Violet   Bleu

Blanc   Doré   Autres : ....

 MESSAGES REÇUES DURANT LA SÉANCE

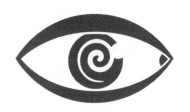 ZONE DE DESSIN

RETOUR DU CONSULTANT

ÉVALUTATION GÉNÉRALE DE LA SÉANCE

CONSULTANT

1 2 3 4 5 6 7 8 9 10

PRATICIEN(NE)

CONSULTATION N°3

Date du soin: Heure :

☐ En présentiel   ☐ A distance   ☐ Autres : ....

Signature d'une décharge ?   ☐ OUI   ☐ NON

ETAT GÉNÉRAL DU CONSULTANT SELON SES DIRES

ÉVÉNEMENTS MARQUANTS DU CONSULTANT

COMPTE-RENDU DE LA SÉANCE

RESSENTIS / PERCEPTIONS DURANT LA SÉANCE

Perception de couleurs pendant la séance ?   OUI   NON

 Rouge   Orange   Jaune   Rose   Vert   Violet   Bleu

 Blanc   Doré   Autres : ....

 MESSAGES REÇUES DURANT LA SÉANCE

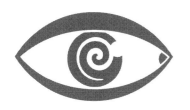 ZONE DE DESSIN

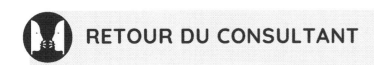 **RETOUR DU CONSULTANT**

ÉVALUTATION GÉNÉRALE DE LA SÉANCE

CONSULTANT	○	○	○	○	○	○	○	○	○	○
	1	2	3	4	5	6	7	8	9	10
PRATICIEN(NE)	○	○	○	○	○	○	○	○	○	○

HISTORIQUE / PLANIFICATION DES RENDEZ-VOUS

1ER RENDEZ-VOUS — JOUR / DATE / HEURE

2EME RENDEZ-VOUS — JOUR / DATE / HEURE

3EME RENDEZ-VOUS — JOUR / DATE / HEURE

4EME RENDEZ-VOUS — JOUR / DATE / HEURE

5EME RENDEZ-VOUS — JOUR / DATE / HEURE

6EME RENDEZ-VOUS — JOUR / DATE / HEURE

7EME RENDEZ-VOUS — JOUR / DATE / HEURE

8EME RENDEZ-VOUS — JOUR / DATE / HEURE

FICHE DE SUIVI CONSULTANT

IDENTITÉ

☐ Madame ☐ Mademoiselle ☐ Monsieur

Prénom :

Nom :

Date de Naissance :

Adresse complète :

Pays :

CONTACTS

Mobile : ☐ préféré

Téléphone fixe : ☐ préféré

Jour et horaires de rappels

☐ Lundi   ☐ Mardi   ☐ Mercredi   Matinée : entre ___h___ et ___h___
☐ Jeudi   ☐ Vendredi ☐ Samedi   Après-midi : entre ___h___ et ___h___
☐ Dimanche ☐ Du Lundi au Vendredi   Soirée : entre ___h__ et __h__

Mail :

Mail professionnel :

CONSULTATION N°1

Date du soin: Heure :

En présentiel   A distance   Autres : ....

Signature d'une décharge ?   **OUI**   **NON**

 ETAT GÉNÉRAL DU CONSULTANT SELON SES DIRES

 ÉVÉNEMENTS MARQUANTS DU CONSULTANT

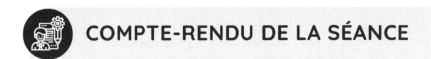 **COMPTE-RENDU DE LA SÉANCE**

RESSENTIS / PERCEPTIONS DURANT LA SÉANCE

Perception de couleurs pendant la séance ?   OUI   NON

Rouge   Orange   Jaune   Rose   Vert   Violet   Bleu

Blanc   Doré   Autres : ....

 MESSAGES REÇUES DURANT LA SÉANCE

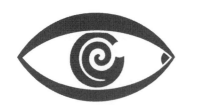 ZONE DE DESSIN

RETOUR DU CONSULTANT

ÉVALUTATION GÉNÉRALE DE LA SÉANCE

	1	2	3	4	5	6	7	8	9	10
CONSULTANT	○	○	○	○	○	○	○	○	○	○
PRATICIEN(NE)	○	○	○	○	○	○	○	○	○	○

CONSULTATION N°2

Date du soin: Heure :

☐ En présentiel   ☐ A distance   ☐ Autres : ....

Signature d'une décharge ?   ☐ OUI   ☐ NON

ETAT GÉNÉRAL DU CONSULTANT SELON SES DIRES

ÉVÉNEMENTS MARQUANTS DU CONSULTANT

COMPTE-RENDU DE LA SÉANCE

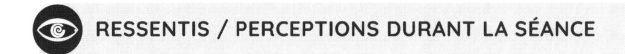 RESSENTIS / PERCEPTIONS DURANT LA SÉANCE

Perception de couleurs pendant la séance ?   ☐ OUI   ☐ NON

☐ Rouge   ☐ Orange   ☐ Jaune   ☐ Rose   ☐ Vert   ☐ Violet   ☐ Bleu
☐ Blanc   ☐ Doré   ☐ Autres : ....

 MESSAGES REÇUES DURANT LA SÉANCE

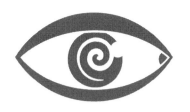 ZONE DE DESSIN

RETOUR DU CONSULTANT

ÉVALUTATION GÉNÉRALE DE LA SÉANCE

CONSULTANT	○ ○ ○ ○ ○ ○ ○ ○ ○ ○
	1 2 3 4 5 6 7 8 9 10
PRATICIEN(NE)	○ ○ ○ ○ ○ ○ ○ ○ ○ ○

CONSULTATION N°3

Date du soin: Heure :

En présentiel   A distance   Autres : ....

Signature d'une décharge ?   OUI   NON

 ETAT GÉNÉRAL DU CONSULTANT SELON SES DIRES

 ÉVÉNEMENTS MARQUANTS DU CONSULTANT

COMPTE-RENDU DE LA SÉANCE

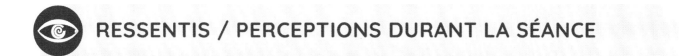 RESSENTIS / PERCEPTIONS DURANT LA SÉANCE

Perception de couleurs pendant la séance ?   OUI   NON

Rouge   Orange   Jaune   Rose   Vert   Violet   Bleu

Blanc   Doré   Autres : ....

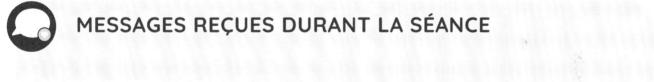 MESSAGES REÇUES DURANT LA SÉANCE

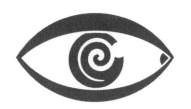 ZONE DE DESSIN

RETOUR DU CONSULTANT

ÉVALUTATION GÉNÉRALE DE LA SÉANCE

	1	2	3	4	5	6	7	8	9	10
CONSULTANT	○	○	○	○	○	○	○	○	○	○
PRATICIEN(NE)	○	○	○	○	○	○	○	○	○	○

HISTORIQUE / PLANIFICATION DES RENDEZ-VOUS

1ER RENDEZ-VOUS — JOUR / DATE / HEURE

2EME RENDEZ-VOUS — JOUR / DATE / HEURE

3EME RENDEZ-VOUS — JOUR / DATE / HEURE

4EME RENDEZ-VOUS — JOUR / DATE / HEURE

5EME RENDEZ-VOUS — JOUR / DATE / HEURE

6EME RENDEZ-VOUS — JOUR / DATE / HEURE

7EME RENDEZ-VOUS — JOUR / DATE / HEURE

8EME RENDEZ-VOUS — JOUR / DATE / HEURE

FICHE DE SUIVI CONSULTANT

IDENTITÉ

    Madame   Mademoiselle   Monsieur

Prénom :

Nom :

Date de Naissance :

Adresse complète :

Pays :

CONTACTS

Mobile :   préféré

Téléphone fixe :   préféré

Jour et horaires de rappels

Lundi	Mardi	Mercredi	Matinée : entre ___h___ et ___h___
Jeudi	Vendredi	Samedi	Après-midi : entre ___h___ et ___h___
Dimanche	Du Lundi au Vendredi		Soirée : entre ___h__ et __h__

Mail :

Mail professionnel :

CONSULTATION N°1

Date du soin: Heure :

☐ En présentiel   ☐ A distance   ☐ Autres : ....

Signature d'une décharge ?   ☐ OUI   ☐ NON

ETAT GÉNÉRAL DU CONSULTANT SELON SES DIRES

ÉVÉNEMENTS MARQUANTS DU CONSULTANT

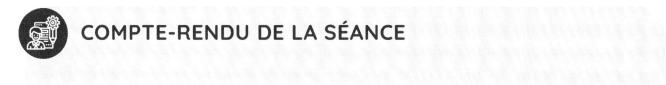

COMPTE-RENDU DE LA SÉANCE

RESSENTIS / PERCEPTIONS DURANT LA SÉANCE

Perception de couleurs pendant la séance ?   OUI   NON
☐ Rouge   ☐ Orange   ☐ Jaune   ☐ Rose   ☐ Vert   ☐ Violet   ☐ Bleu
☐ Blanc   ☐ Doré   ☐ Autres : ....

 MESSAGES REÇUES DURANT LA SÉANCE

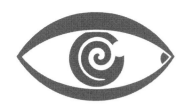 ZONE DE DESSIN

RETOUR DU CONSULTANT

ÉVALUTATION GÉNÉRALE DE LA SÉANCE

CONSULTANT	1	2	3	4	5	6	7	8	9	10
○	○	○	○	○	○	○	○	○	○	
PRATICIEN(NE)	○	○	○	○	○	○	○	○	○	○

CONSULTATION N°2

Date du soin: Heure :

☐ En présentiel   ☐ A distance   ☐ Autres : ....
Signature d'une décharge ?   ☐ OUI   ☐ NON

 ETAT GÉNÉRAL DU CONSULTANT SELON SES DIRES

 ÉVÉNEMENTS MARQUANTS DU CONSULTANT

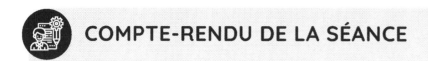

COMPTE-RENDU DE LA SÉANCE

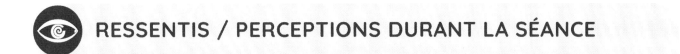 RESSENTIS / PERCEPTIONS DURANT LA SÉANCE

Perception de couleurs pendant la séance ?   OUI   NON
  Rouge   Orange   Jaune   Rose   Vert   Violet   Bleu
  Blanc   Doré   Autres : ....

 MESSAGES REÇUES DURANT LA SÉANCE

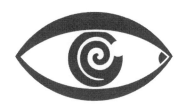 ZONE DE DESSIN

RETOUR DU CONSULTANT

ÉVALUTATION GÉNÉRALE DE LA SÉANCE

CONSULTANT

○ ○ ○ ○ ○ ○ ○ ○ ○ ○

1　2　3　4　5　6　7　8　9　10

PRATICIEN(NE)

○ ○ ○ ○ ○ ○ ○ ○ ○ ○

CONSULTATION N°3

Date du soin: Heure :

☐ En présentiel   ☐ A distance   ☐ Autres : ....

Signature d'une décharge ?   ☐ OUI   ☐ NON

 ETAT GÉNÉRAL DU CONSULTANT SELON SES DIRES

 ÉVÉNEMENTS MARQUANTS DU CONSULTANT

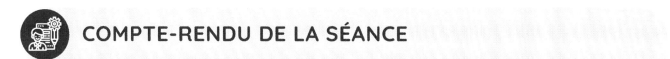# COMPTE-RENDU DE LA SÉANCE

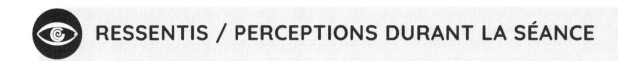 **RESSENTIS / PERCEPTIONS DURANT LA SÉANCE**

Perception de couleurs pendant la séance ?   OUI   NON

☐ Rouge   ☐ Orange   ☐ Jaune   ☐ Rose   ☐ Vert   ☐ Violet   ☐ Bleu

☐ Blanc   ☐ Doré   ☐ Autres : ....

 MESSAGES REÇUES DURANT LA SÉANCE

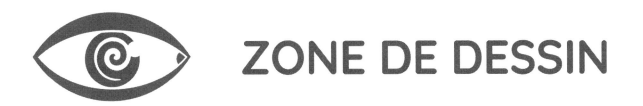

ZONE DE DESSIN

RETOUR DU CONSULTANT

ÉVALUTATION GÉNÉRALE DE LA SÉANCE

	1	2	3	4	5	6	7	8	9	10
CONSULTANT	○	○	○	○	○	○	○	○	○	○
PRATICIEN(NE)	○	○	○	○	○	○	○	○	○	○

HISTORIQUE / PLANIFICATION DES RENDEZ-VOUS

1ER RENDEZ-VOUS

JOUR / DATE / HEURE

2EME RENDEZ-VOUS

JOUR / DATE / HEURE

3EME RENDEZ-VOUS

JOUR / DATE / HEURE

4EME RENDEZ-VOUS

JOUR / DATE / HEURE

5EME RENDEZ-VOUS

JOUR / DATE / HEURE

6EME RENDEZ-VOUS

JOUR / DATE / HEURE

7EME RENDEZ-VOUS

JOUR / DATE / HEURE

8EME RENDEZ-VOUS

JOUR / DATE / HEURE

FICHE DE SUIVI CONSULTANT

IDENTITÉ

☐ Madame ☐ Mademoiselle ☐ Monsieur

Prénom :

Nom :

Date de Naissance :

Adresse complète :

Pays :

CONTACTS

Mobile : ☐ préféré

Téléphone fixe : ☐ préféré

Jour et horaires de rappels

☐ Lundi ☐ Mardi ☐ Mercredi Matinée : entre ___h___ et ___h___

☐ Jeudi ☐ Vendredi ☐ Samedi Après-midi : entre ___h___ et ___h___

☐ Dimanche ☐ Du Lundi au Vendredi Soirée : entre ___h__ et __h__

Mail :

Mail professionnel :

CONSULTATION N°1

Date du soin :   Heure :

En présentiel   A distance   Autres : ....

Signature d'une décharge ?   OUI   NON

 ETAT GÉNÉRAL DU CONSULTANT SELON SES DIRES

 ÉVÉNEMENTS MARQUANTS DU CONSULTANT

COMPTE-RENDU DE LA SÉANCE

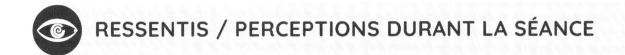 RESSENTIS / PERCEPTIONS DURANT LA SÉANCE

Perception de couleurs pendant la séance ?   OUI   NON

Rouge   Orange   Jaune   Rose   Vert   Violet   Bleu

Blanc   Doré   Autres : ....

 MESSAGES REÇUES DURANT LA SÉANCE

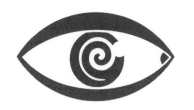 ZONE DE DESSIN

RETOUR DU CONSULTANT

ÉVALUTATION GÉNÉRALE DE LA SÉANCE

CONSULTANT

1 2 3 4 5 6 7 8 9 10

PRATICIEN(NE)

CONSULTATION N°2

Date du soin: Heure :

☐ En présentiel   ☐ A distance   ☐ Autres : ....

Signature d'une décharge ?   ☐ OUI   ☐ NON

ETAT GÉNÉRAL DU CONSULTANT SELON SES DIRES

ÉVÉNEMENTS MARQUANTS DU CONSULTANT

COMPTE-RENDU DE LA SÉANCE

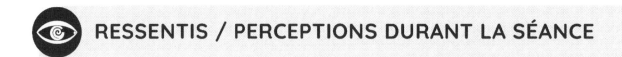 **RESSENTIS / PERCEPTIONS DURANT LA SÉANCE**

Perception de couleurs pendant la séance ?   OUI   NON

Rouge   Orange   Jaune   Rose   Vert   Violet   Bleu

Blanc   Doré   Autres : ....

 MESSAGES REÇUES DURANT LA SÉANCE

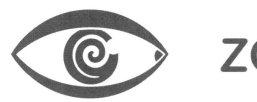

ZONE DE DESSIN

RETOUR DU CONSULTANT

ÉVALUTATION GÉNÉRALE DE LA SÉANCE

	1	2	3	4	5	6	7	8	9	10
CONSULTANT	○	○	○	○	○	○	○	○	○	○
PRATICIEN(NE)	○	○	○	○	○	○	○	○	○	○

CONSULTATION N°3

Date du soin: Heure :

   En présentiel   A distance   Autres : ....

Signature d'une décharge ?   **OUI**   **NON**

 ETAT GÉNÉRAL DU CONSULTANT SELON SES DIRES

 ÉVÉNEMENTS MARQUANTS DU CONSULTANT

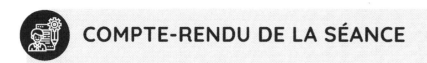 **COMPTE-RENDU DE LA SÉANCE**

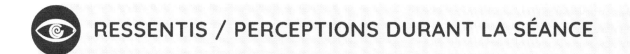 RESSENTIS / PERCEPTIONS DURANT LA SÉANCE

Perception de couleurs pendant la séance ?   OUI   NON

Rouge   Orange   Jaune   Rose   Vert   Violet   Bleu

Blanc   Doré   Autres : ....

 MESSAGES REÇUES DURANT LA SÉANCE

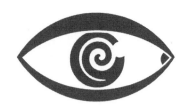 ZONE DE DESSIN

RETOUR DU CONSULTANT

ÉVALUTATION GÉNÉRALE DE LA SÉANCE

	1	2	3	4	5	6	7	8	9	10
CONSULTANT	○	○	○	○	○	○	○	○	○	○
PRATICIEN(NE)	○	○	○	○	○	○	○	○	○	○

HISTORIQUE / PLANIFICATION DES RENDEZ-VOUS

1ER RENDEZ-VOUS — JOUR / DATE / HEURE

2EME RENDEZ-VOUS — JOUR / DATE / HEURE

3EME RENDEZ-VOUS — JOUR / DATE / HEURE

4EME RENDEZ-VOUS — JOUR / DATE / HEURE

5EME RENDEZ-VOUS — JOUR / DATE / HEURE

6EME RENDEZ-VOUS — JOUR / DATE / HEURE

7EME RENDEZ-VOUS — JOUR / DATE / HEURE

8EME RENDEZ-VOUS — JOUR / DATE / HEURE

FICHE DE SUIVI CONSULTANT

IDENTITÉ

　　Madame　　　　　　　　Mademoiselle　　　　　　　　Monsieur

Prénom :

Nom :

Date de Naissance :

Adresse complète :

Pays :

CONTACTS

Mobile :　　　　　　　　　　　　　　　　　　　　　　　préféré

Téléphone fixe :　　　　　　　　　　　　　　　　　　　préféré

Jour et horaires de rappels

Lundi　　Mardi　　Mercredi　　　Matinée : entre ___h___ et ___h___

Jeudi　　Vendredi　　Samedi　　Après-midi : entre ___h___ et ___h___

　　Dimanche　　Du Lundi au Vendredi　　Soirée : entre ___h__ et __h__

Mail :

Mail professionnel :

CONSULTATION N°1

Date du soin: Heure :

☐ En présentiel   ☐ A distance   ☐ Autres : ....
Signature d'une décharge ?   ☐ OUI   ☐ NON

 ETAT GÉNÉRAL DU CONSULTANT SELON SES DIRES

 ÉVÉNEMENTS MARQUANTS DU CONSULTANT

COMPTE-RENDU DE LA SÉANCE

RESSENTIS / PERCEPTIONS DURANT LA SÉANCE

Perception de couleurs pendant la séance ?   OUI   NON

  Rouge   Orange   Jaune   Rose   Vert   Violet   Bleu

  Blanc   Doré   Autres : ....

 MESSAGES REÇUES DURANT LA SÉANCE

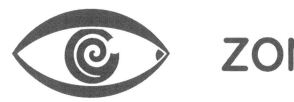 ZONE DE DESSIN

RETOUR DU CONSULTANT

ÉVALUTATION GÉNÉRALE DE LA SÉANCE

	1	2	3	4	5	6	7	8	9	10
CONSULTANT	○	○	○	○	○	○	○	○	○	○
PRATICIEN(NE)	○	○	○	○	○	○	○	○	○	○

CONSULTATION N°2

Date du soin :   Heure :

　En présentiel   A distance   Autres : ....
Signature d'une décharge ?   OUI   NON

 ETAT GÉNÉRAL DU CONSULTANT SELON SES DIRES

 ÉVÉNEMENTS MARQUANTS DU CONSULTANT

COMPTE-RENDU DE LA SÉANCE

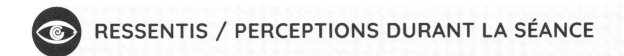 RESSENTIS / PERCEPTIONS DURANT LA SÉANCE

Perception de couleurs pendant la séance ?   OUI   NON

Rouge   Orange   Jaune   Rose   Vert   Violet   Bleu

Blanc   Doré   Autres : ....

 MESSAGES REÇUES DURANT LA SÉANCE

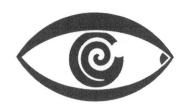

ZONE DE DESSIN

RETOUR DU CONSULTANT

ÉVALUTATION GÉNÉRALE DE LA SÉANCE

CONSULTANT

| 1 | 2 | 3 | 4 | 5 | 6 | 7 | 8 | 9 | 10 |

PRATICIEN(NE)

CONSULTATION N°3

Date du soin : Heure :

☐ En présentiel ☐ A distance ☐ Autres : ....

Signature d'une décharge ? ☐ OUI ☐ NON

 ETAT GÉNÉRAL DU CONSULTANT SELON SES DIRES

 ÉVÉNEMENTS MARQUANTS DU CONSULTANT

COMPTE-RENDU DE LA SÉANCE

RESSENTIS / PERCEPTIONS DURANT LA SÉANCE

Perception de couleurs pendant la séance ?   OUI   NON

Rouge   Orange   Jaune   Rose   Vert   Violet   Bleu

Blanc   Doré   Autres : ....

 MESSAGES REÇUES DURANT LA SÉANCE

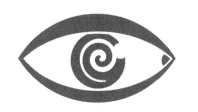
ZONE DE DESSIN

RETOUR DU CONSULTANT

ÉVALUTATION GÉNÉRALE DE LA SÉANCE

	1	2	3	4	5	6	7	8	9	10
CONSULTANT	○	○	○	○	○	○	○	○	○	○
PRATICIEN(NE)	○	○	○	○	○	○	○	○	○	○

HISTORIQUE / PLANIFICATION DES RENDEZ-VOUS

1ER RENDEZ-VOUS — JOUR / DATE / HEURE

2EME RENDEZ-VOUS — JOUR / DATE / HEURE

3EME RENDEZ-VOUS — JOUR / DATE / HEURE

4EME RENDEZ-VOUS — JOUR / DATE / HEURE

5EME RENDEZ-VOUS — JOUR / DATE / HEURE

6EME RENDEZ-VOUS — JOUR / DATE / HEURE

7EME RENDEZ-VOUS — JOUR / DATE / HEURE

8EME RENDEZ-VOUS — JOUR / DATE / HEURE

FICHE DE SUIVI CONSULTANT

IDENTITÉ

☐ Madame ☐ Mademoiselle ☐ Monsieur

Prénom :

Nom :

Date de Naissance :

Adresse complète :

Pays :

CONTACTS

Mobile : ☐ préféré

Téléphone fixe : ☐ préféré

Jour et horaires de rappels

☐ Lundi ☐ Mardi ☐ Mercredi
☐ Jeudi ☐ Vendredi ☐ Samedi
☐ Dimanche ☐ Du Lundi au Vendredi

Matinée : entre ___h___ et ___h___
Après-midi : entre ___h___ et ___h___
Soirée : entre ___h__ et __h__

Mail :

Mail professionnel :

CONSULTATION N°1

Date du soin :   Heure :

En présentiel   A distance   Autres : ....

Signature d'une décharge ?   OUI   NON

 ETAT GÉNÉRAL DU CONSULTANT SELON SES DIRES

 ÉVÉNEMENTS MARQUANTS DU CONSULTANT

COMPTE-RENDU DE LA SÉANCE

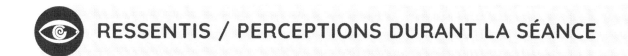 RESSENTIS / PERCEPTIONS DURANT LA SÉANCE

Perception de couleurs pendant la séance ?   OUI   NON

   Rouge   Orange   Jaune   Rose   Vert   Violet   Bleu

   Blanc   Doré   Autres : ....

 MESSAGES REÇUES DURANT LA SÉANCE

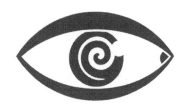 ZONE DE DESSIN

RETOUR DU CONSULTANT

ÉVALUTATION GÉNÉRALE DE LA SÉANCE

CONSULTANT

○ ○ ○ ○ ○ ○ ○ ○ ○ ○

1 2 3 4 5 6 7 8 9 10

PRATICIEN(NE)

○ ○ ○ ○ ○ ○ ○ ○ ○ ○

CONSULTATION N°2

Date du soin: Heure :

☐ En présentiel   ☐ A distance   ☐ Autres : ....

Signature d'une décharge ?   ☐ OUI   ☐ NON

 ETAT GÉNÉRAL DU CONSULTANT SELON SES DIRES

 ÉVÉNEMENTS MARQUANTS DU CONSULTANT

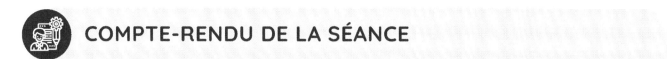

COMPTE-RENDU DE LA SÉANCE

RESSENTIS / PERCEPTIONS DURANT LA SÉANCE

Perception de couleurs pendant la séance ?   OUI   NON

 Rouge   Orange   Jaune   Rose   Vert   Violet   Bleu

 Blanc   Doré   Autres : ....

 MESSAGES REÇUES DURANT LA SÉANCE

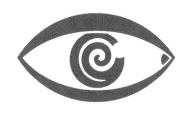 ZONE DE DESSIN

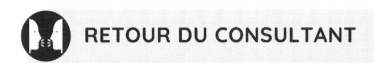

RETOUR DU CONSULTANT

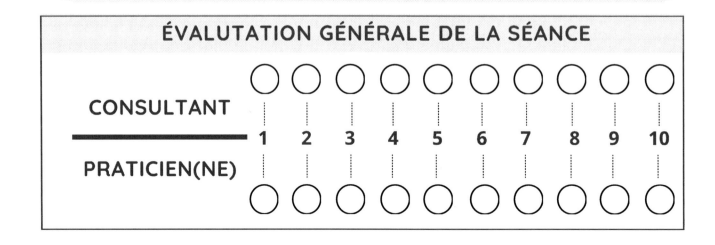

ÉVALUTATION GÉNÉRALE DE LA SÉANCE

CONSULTANT

1 2 3 4 5 6 7 8 9 10

PRATICIEN(NE)

CONSULTATION N°3

Date du soin: Heure :

   En présentiel   A distance   Autres : ....
Signature d'une décharge ?   OUI   NON

 ETAT GÉNÉRAL DU CONSULTANT SELON SES DIRES

 ÉVÉNEMENTS MARQUANTS DU CONSULTANT

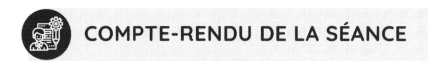

COMPTE-RENDU DE LA SÉANCE

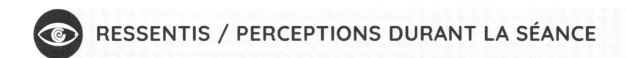 RESSENTIS / PERCEPTIONS DURANT LA SÉANCE

Perception de couleurs pendant la séance ?   OUI   NON

Rouge   Orange   Jaune   Rose   Vert   Violet   Bleu

Blanc   Doré   Autres : ....

 MESSAGES REÇUES DURANT LA SÉANCE

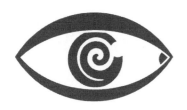 ZONE DE DESSIN

RETOUR DU CONSULTANT

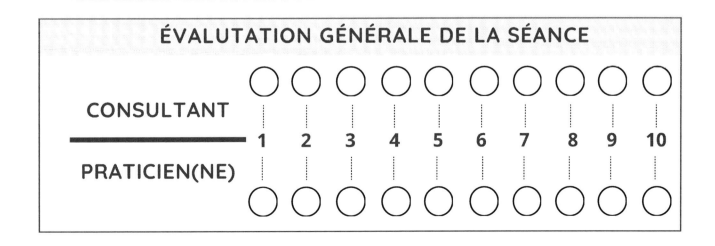

HISTORIQUE / PLANIFICATION DES RENDEZ-VOUS

1ER RENDEZ-VOUS — JOUR / DATE / HEURE

2EME RENDEZ-VOUS — JOUR / DATE / HEURE

3EME RENDEZ-VOUS — JOUR / DATE / HEURE

4EME RENDEZ-VOUS — JOUR / DATE / HEURE

5EME RENDEZ-VOUS — JOUR / DATE / HEURE

6EME RENDEZ-VOUS — JOUR / DATE / HEURE

7EME RENDEZ-VOUS — JOUR / DATE / HEURE

8EME RENDEZ-VOUS — JOUR / DATE / HEURE

FICHE DE SUIVI CONSULTANT

IDENTITÉ

Madame   Mademoiselle   Monsieur

Prénom :

Nom :

Date de Naissance :

Adresse complète :

Pays :

CONTACTS

Mobile :   préféré

Téléphone fixe :   préféré

Jour et horaires de rappels

Lundi   Mardi   Mercredi   Matinée : entre ___h___ et ___h___

Jeudi   Vendredi   Samedi   Après-midi : entre ___h___ et ___h___

Dimanche   Du Lundi au Vendredi   Soirée : entre ___h__ et __h__

Mail :

Mail professionnel :

CONSULTATION N°1

Date du soin: Heure :

☐ En présentiel   ☐ A distance   ☐ Autres : ....

Signature d'une décharge ?   ☐ OUI   ☐ NON

 ETAT GÉNÉRAL DU CONSULTANT SELON SES DIRES

 ÉVÉNEMENTS MARQUANTS DU CONSULTANT

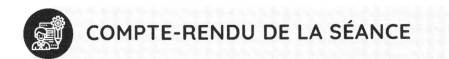

COMPTE-RENDU DE LA SÉANCE

RESSENTIS / PERCEPTIONS DURANT LA SÉANCE

Perception de couleurs pendant la séance ?   OUI   NON

☐ Rouge   ☐ Orange   ☐ Jaune   ☐ Rose   ☐ Vert   ☐ Violet   ☐ Bleu
☐ Blanc   ☐ Doré   Autres : ....

 MESSAGES REÇUES DURANT LA SÉANCE

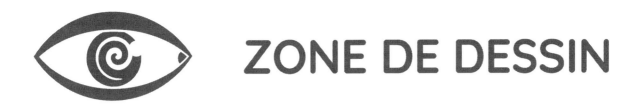

ZONE DE DESSIN

RETOUR DU CONSULTANT

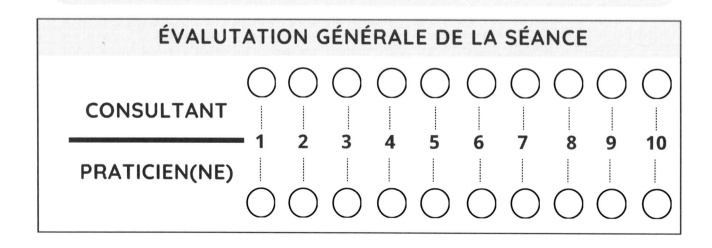

ÉVALUTATION GÉNÉRALE DE LA SÉANCE

CONSULTANT

1 2 3 4 5 6 7 8 9 10

PRATICIEN(NE)

CONSULTATION N°2

Date du soin :   Heure :

　En présentiel　　　A distance　　　Autres : ....

Signature d'une décharge ?　　　　OUI　　　　　　　　　NON

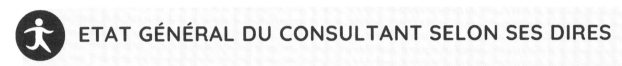 **ETAT GÉNÉRAL DU CONSULTANT SELON SES DIRES**

 ÉVÉNEMENTS MARQUANTS DU CONSULTANT

COMPTE-RENDU DE LA SÉANCE

COMPTE-RENDU DE LA SÉANCE

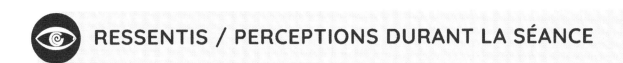 RESSENTIS / PERCEPTIONS DURANT LA SÉANCE

Perception de couleurs pendant la séance ?   OUI   NON

Rouge   Orange   Jaune   Rose   Vert   Violet   Bleu

Blanc   Doré   Autres : ....

 MESSAGES REÇUES DURANT LA SÉANCE

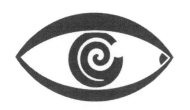 ZONE DE DESSIN

RETOUR DU CONSULTANT

ÉVALUTATION GÉNÉRALE DE LA SÉANCE

	1	2	3	4	5	6	7	8	9	10
CONSULTANT	○	○	○	○	○	○	○	○	○	○
PRATICIEN(NE)	○	○	○	○	○	○	○	○	○	○

CONSULTATION N°3

Date du soin :   Heure :

☐ En présentiel   ☐ A distance   ☐ Autres : ....

Signature d'une décharge ?   ☐ OUI   ☐ NON

 ETAT GÉNÉRAL DU CONSULTANT SELON SES DIRES

 ÉVÉNEMENTS MARQUANTS DU CONSULTANT

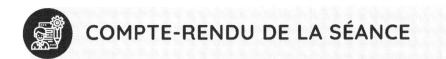
COMPTE-RENDU DE LA SÉANCE

RESSENTIS / PERCEPTIONS DURANT LA SÉANCE

Perception de couleurs pendant la séance ?   ☐ OUI   ☐ NON

☐ Rouge   ☐ Orange   ☐ Jaune   ☐ Rose   ☐ Vert   ☐ Violet   ☐ Bleu
☐ Blanc   ☐ Doré   Autres : ....

 MESSAGES REÇUES DURANT LA SÉANCE

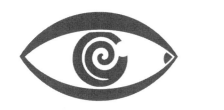 ZONE DE DESSIN

RETOUR DU CONSULTANT

ÉVALUTATION GÉNÉRALE DE LA SÉANCE

CONSULTANT	1	2	3	4	5	6	7	8	9	10
PRATICIEN(NE)										

HISTORIQUE / PLANIFICATION DES RENDEZ-VOUS

1ER RENDEZ-VOUS — JOUR / DATE / HEURE

2EME RENDEZ-VOUS — JOUR / DATE / HEURE

3EME RENDEZ-VOUS — JOUR / DATE / HEURE

4EME RENDEZ-VOUS — JOUR / DATE / HEURE

5EME RENDEZ-VOUS — JOUR / DATE / HEURE

6EME RENDEZ-VOUS — JOUR / DATE / HEURE

7EME RENDEZ-VOUS — JOUR / DATE / HEURE

8EME RENDEZ-VOUS — JOUR / DATE / HEURE

FICHE DE SUIVI CONSULTANT

IDENTITÉ

☐ Madame   ☐ Mademoiselle   ☐ Monsieur

Prénom :

Nom :

Date de Naissance :

Adresse complète :

Pays :

CONTACTS

Mobile :   ☐ préféré

Téléphone fixe :   ☐ préféré

Jour et horaires de rappels

☐ Lundi   ☐ Mardi   ☐ Mercredi   Matinée : entre ___h___ et ___h___

☐ Jeudi   ☐ Vendredi   ☐ Samedi   Après-midi : entre ___h___ et ___h___

☐ Dimanche ☐ Du Lundi au Vendredi   Soirée : entre ___h__ et __h__

Mail :

Mail professionnel :

CONSULTATION N°1

Date du soin: Heure :

En présentiel   A distance   Autres : ....

Signature d'une décharge ?   OUI   NON

 ETAT GÉNÉRAL DU CONSULTANT SELON SES DIRES

 ÉVÉNEMENTS MARQUANTS DU CONSULTANT

COMPTE-RENDU DE LA SÉANCE

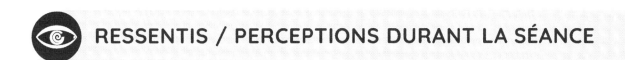 RESSENTIS / PERCEPTIONS DURANT LA SÉANCE

Perception de couleurs pendant la séance ? OUI NON

Rouge Orange Jaune Rose Vert Violet Bleu

Blanc Doré Autres : ....

 MESSAGES REÇUES DURANT LA SÉANCE

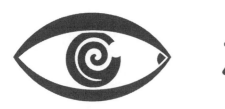 ZONE DE DESSIN

RETOUR DU CONSULTANT

ÉVALUTATION GÉNÉRALE DE LA SÉANCE										
CONSULTANT	○	○	○	○	○	○	○	○	○	○
	1	2	3	4	5	6	7	8	9	10
PRATICIEN(NE)	○	○	○	○	○	○	○	○	○	○

CONSULTATION N°2

Date du soin: Heure :

☐ En présentiel   ☐ A distance   ☐ Autres : ....
Signature d'une décharge ?   ☐ OUI   ☐ NON

 ETAT GÉNÉRAL DU CONSULTANT SELON SES DIRES

 ÉVÉNEMENTS MARQUANTS DU CONSULTANT

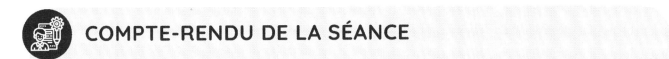# COMPTE-RENDU DE LA SÉANCE

👁 RESSENTIS / PERCEPTIONS DURANT LA SÉANCE

Perception de couleurs pendant la séance ?   OUI   NON

☐ Rouge ☐ Orange ☐ Jaune ☐ Rose ☐ Vert ☐ Violet ☐ Bleu

☐ Blanc ☐ Doré ☐ Autres : ....

💬 MESSAGES REÇUES DURANT LA SÉANCE

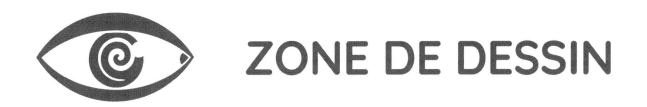
ZONE DE DESSIN

RETOUR DU CONSULTANT

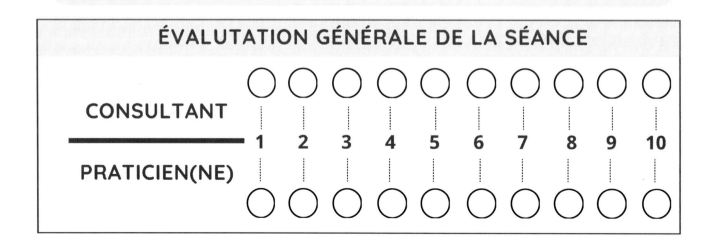

ÉVALUTATION GÉNÉRALE DE LA SÉANCE

CONSULTANT

PRATICIEN(NE)

1 2 3 4 5 6 7 8 9 10

CONSULTATION N°3

Date du soin:　　　　　　　　　　　Heure :

　　En présentiel　　　A distance　　　Autres : ....

Signature d'une décharge ?　　　　　OUI　　　　　　　　　　NON

 ETAT GÉNÉRAL DU CONSULTANT SELON SES DIRES

 ÉVÉNEMENTS MARQUANTS DU CONSULTANT

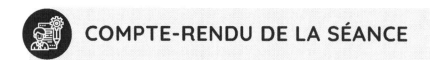

COMPTE-RENDU DE LA SÉANCE

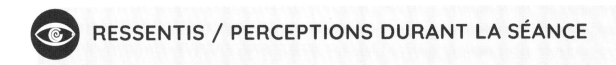 RESSENTIS / PERCEPTIONS DURANT LA SÉANCE

Perception de couleurs pendant la séance ?　　OUI　　NON

Rouge　Orange　Jaune　Rose　Vert　Violet　Bleu

Blanc　Doré　Autres : ....

 MESSAGES REÇUES DURANT LA SÉANCE

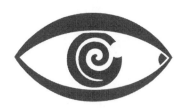 ZONE DE DESSIN

RETOUR DU CONSULTANT

ÉVALUTATION GÉNÉRALE DE LA SÉANCE

	1	2	3	4	5	6	7	8	9	10
CONSULTANT	○	○	○	○	○	○	○	○	○	○
PRATICIEN(NE)	○	○	○	○	○	○	○	○	○	○

HISTORIQUE / PLANIFICATION DES RENDEZ-VOUS

1ER RENDEZ-VOUS — JOUR / DATE / HEURE

2EME RENDEZ-VOUS — JOUR / DATE / HEURE

3EME RENDEZ-VOUS — JOUR / DATE / HEURE

4EME RENDEZ-VOUS — JOUR / DATE / HEURE

5EME RENDEZ-VOUS — JOUR / DATE / HEURE

6EME RENDEZ-VOUS — JOUR / DATE / HEURE

7EME RENDEZ-VOUS — JOUR / DATE / HEURE

8EME RENDEZ-VOUS — JOUR / DATE / HEURE

FICHE DE SUIVI CONSULTANT

IDENTITÉ

Madame   Mademoiselle   Monsieur

Prénom :

Nom :

Date de Naissance :

Adresse complète :

Pays :

CONTACTS

Mobile :   préféré

Téléphone fixe :   préféré

Jour et horaires de rappels

Lundi   Mardi   Mercredi   Matinée : entre ___h___ et ___h___

Jeudi   Vendredi   Samedi   Après-midi : entre ___h___ et ___h___

         Dimanche   Du Lundi au Vendredi   Soirée : entre ___h__ et __h__

Mail :

Mail professionnel :

CONSULTATION N°1

Date du soin: Heure :

☐ En présentiel   ☐ A distance   ☐ Autres : ....

Signature d'une décharge ?   ☐ OUI   ☐ NON

 ETAT GÉNÉRAL DU CONSULTANT SELON SES DIRES

 ÉVÉNEMENTS MARQUANTS DU CONSULTANT

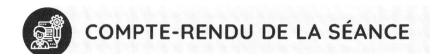

COMPTE-RENDU DE LA SÉANCE

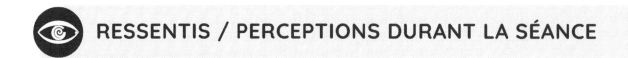 RESSENTIS / PERCEPTIONS DURANT LA SÉANCE

Perception de couleurs pendant la séance ?   ☐ OUI   ☐ NON
☐ Rouge   ☐ Orange   ☐ Jaune   ☐ Rose   ☐ Vert   ☐ Violet   ☐ Bleu
☐ Blanc   ☐ Doré   ☐ Autres : ....

MESSAGES REÇUES DURANT LA SÉANCE

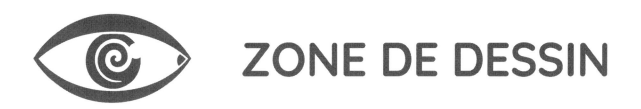# ZONE DE DESSIN

RETOUR DU CONSULTANT

ÉVALUTATION GÉNÉRALE DE LA SÉANCE

	1	2	3	4	5	6	7	8	9	10
CONSULTANT	○	○	○	○	○	○	○	○	○	○
PRATICIEN(NE)	○	○	○	○	○	○	○	○	○	○

CONSULTATION N°2

Date du soin: Heure :

   En présentiel   A distance   Autres : ....

Signature d'une décharge ?   OUI   NON

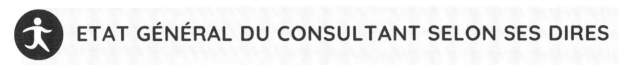 **ETAT GÉNÉRAL DU CONSULTANT SELON SES DIRES**

 ÉVÉNEMENTS MARQUANTS DU CONSULTANT

COMPTE-RENDU DE LA SÉANCE

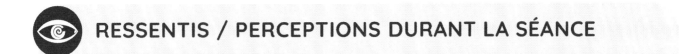 RESSENTIS / PERCEPTIONS DURANT LA SÉANCE

Perception de couleurs pendant la séance ?   OUI   NON

Rouge   Orange   Jaune   Rose   Vert   Violet   Bleu

Blanc   Doré   Autres : ....

 MESSAGES REÇUES DURANT LA SÉANCE

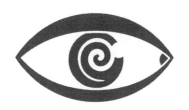 ZONE DE DESSIN

RETOUR DU CONSULTANT

ÉVALUTATION GÉNÉRALE DE LA SÉANCE

	1	2	3	4	5	6	7	8	9	10
CONSULTANT	○	○	○	○	○	○	○	○	○	○
PRATICIEN(NE)	○	○	○	○	○	○	○	○	○	○

CONSULTATION N°3

Date du soin: Heure :

☐ En présentiel   ☐ A distance   ☐ Autres : ....
Signature d'une décharge ?   ☐ OUI   ☐ NON

 ETAT GÉNÉRAL DU CONSULTANT SELON SES DIRES

 ÉVÉNEMENTS MARQUANTS DU CONSULTANT

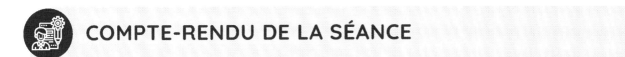 **COMPTE-RENDU DE LA SÉANCE**

👁 RESSENTIS / PERCEPTIONS DURANT LA SÉANCE

Perception de couleurs pendant la séance ?   ☐ OUI   ☐ NON

☐ Rouge   ☐ Orange   ☐ Jaune   ☐ Rose   ☐ Vert   ☐ Violet   ☐ Bleu

☐ Blanc   ☐ Doré   ☐ Autres : ....

💬 MESSAGES REÇUES DURANT LA SÉANCE

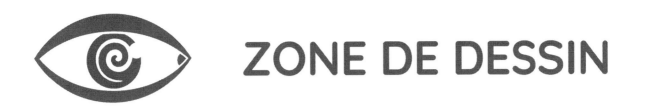
ZONE DE DESSIN

RETOUR DU CONSULTANT

ÉVALUTATION GÉNÉRALE DE LA SÉANCE

	1	2	3	4	5	6	7	8	9	10
CONSULTANT	○	○	○	○	○	○	○	○	○	○
PRATICIEN(NE)	○	○	○	○	○	○	○	○	○	○

HISTORIQUE / PLANIFICATION DES RENDEZ-VOUS

1ER RENDEZ-VOUS

JOUR / DATE / HEURE

2EME RENDEZ-VOUS

JOUR / DATE / HEURE

3EME RENDEZ-VOUS

JOUR / DATE / HEURE

4EME RENDEZ-VOUS

JOUR / DATE / HEURE

5EME RENDEZ-VOUS

JOUR / DATE / HEURE

6EME RENDEZ-VOUS

JOUR / DATE / HEURE

7EME RENDEZ-VOUS

JOUR / DATE / HEURE

8EME RENDEZ-VOUS

JOUR / DATE / HEURE

FICHE DE SUIVI CONSULTANT

IDENTITÉ

☐ Madame ☐ Mademoiselle ☐ Monsieur

Prénom :

Nom :

Date de Naissance :

Adresse complète :

Pays :

CONTACTS

Mobile : ☐ préféré

Téléphone fixe : ☐ préféré

Jour et horaires de rappels

☐ Lundi ☐ Mardi ☐ Mercredi   Matinée : entre ___h___ et ___h___

☐ Jeudi ☐ Vendredi ☐ Samedi   Après-midi : entre ___h___ et ___h___

☐ Dimanche ☐ Du Lundi au Vendredi   Soirée : entre ___h__ et __h__

Mail :

Mail professionnel :

CONSULTATION N°1

Date du soin :   Heure :

En présentiel   A distance   Autres : ....

Signature d'une décharge ?   OUI   NON

ETAT GÉNÉRAL DU CONSULTANT SELON SES DIRES

ÉVÉNEMENTS MARQUANTS DU CONSULTANT

COMPTE-RENDU DE LA SÉANCE

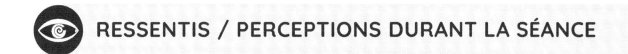 RESSENTIS / PERCEPTIONS DURANT LA SÉANCE

Perception de couleurs pendant la séance ?   OUI   NON

Rouge   Orange   Jaune   Rose   Vert   Violet   Bleu

Blanc   Doré   Autres : ....

 MESSAGES REÇUES DURANT LA SÉANCE

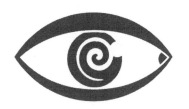 ZONE DE DESSIN

RETOUR DU CONSULTANT

ÉVALUTATION GÉNÉRALE DE LA SÉANCE

	1	2	3	4	5	6	7	8	9	10
CONSULTANT	○	○	○	○	○	○	○	○	○	○
PRATICIEN(NE)	○	○	○	○	○	○	○	○	○	○

CONSULTATION N°2

Date du soin :   Heure :

☐ En présentiel   ☐ A distance   ☐ Autres : ....

Signature d'une décharge ?   ☐ OUI   ☐ NON

 ETAT GÉNÉRAL DU CONSULTANT SELON SES DIRES

 ÉVÉNEMENTS MARQUANTS DU CONSULTANT

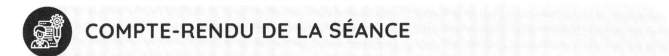
COMPTE-RENDU DE LA SÉANCE

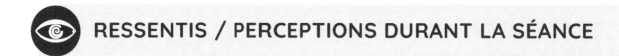 **RESSENTIS / PERCEPTIONS DURANT LA SÉANCE**

Perception de couleurs pendant la séance ?   OUI   NON

☐ Rouge   ☐ Orange   ☐ Jaune   ☐ Rose   ☐ Vert   ☐ Violet   ☐ Bleu
☐ Blanc   ☐ Doré   ☐ Autres : ....

 MESSAGES REÇUES DURANT LA SÉANCE

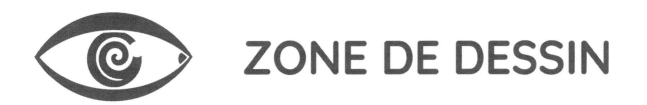
ZONE DE DESSIN

RETOUR DU CONSULTANT

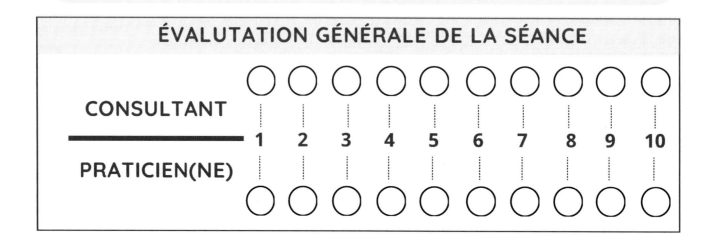

ÉVALUTATION GÉNÉRALE DE LA SÉANCE

	1	2	3	4	5	6	7	8	9	10
CONSULTANT	○	○	○	○	○	○	○	○	○	○
PRATICIEN(NE)	○	○	○	○	○	○	○	○	○	○

CONSULTATION N°3

Date du soin :   Heure :

    En présentiel   A distance   Autres : ....
Signature d'une décharge ?   OUI   NON

 ETAT GÉNÉRAL DU CONSULTANT SELON SES DIRES

 ÉVÉNEMENTS MARQUANTS DU CONSULTANT

COMPTE-RENDU DE LA SÉANCE

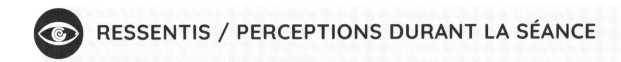 **RESSENTIS / PERCEPTIONS DURANT LA SÉANCE**

Perception de couleurs pendant la séance ?   OUI   NON

Rouge   Orange   Jaune   Rose   Vert   Violet   Bleu

Blanc   Doré   Autres : ....

 MESSAGES REÇUES DURANT LA SÉANCE

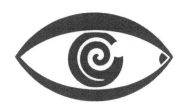 ZONE DE DESSIN

RETOUR DU CONSULTANT

ÉVALUTATION GÉNÉRALE DE LA SÉANCE

CONSULTANT

1 2 3 4 5 6 7 8 9 10

PRATICIEN(NE)

HISTORIQUE / PLANIFICATION DES RENDEZ-VOUS

1ER RENDEZ-VOUS — JOUR / DATE / HEURE

2EME RENDEZ-VOUS — JOUR / DATE / HEURE

3EME RENDEZ-VOUS — JOUR / DATE / HEURE

4EME RENDEZ-VOUS — JOUR / DATE / HEURE

5EME RENDEZ-VOUS — JOUR / DATE / HEURE

6EME RENDEZ-VOUS — JOUR / DATE / HEURE

7EME RENDEZ-VOUS — JOUR / DATE / HEURE

8EME RENDEZ-VOUS — JOUR / DATE / HEURE

FICHE DE SUIVI CONSULTANT

IDENTITÉ

☐ Madame ☐ Mademoiselle ☐ Monsieur

Prénom :

Nom :

Date de Naissance :

Adresse complète :

Pays :

CONTACTS

Mobile : préféré

Téléphone fixe : préféré

Jour et horaires de rappels

☐ Lundi ☐ Mardi ☐ Mercredi   Matinée : entre ___h___ et ___h___

☐ Jeudi ☐ Vendredi ☐ Samedi   Après-midi : entre ___h___ et ___h___

☐ Dimanche ☐ Du Lundi au Vendredi   Soirée : entre ___h__ et __h__

Mail :

Mail professionnel :

CONSULTATION N°1

Date du soin: Heure :

☐ En présentiel   ☐ A distance   ☐ Autres : ....

Signature d'une décharge ?   ☐ OUI   ☐ NON

 ETAT GÉNÉRAL DU CONSULTANT SELON SES DIRES

 ÉVÉNEMENTS MARQUANTS DU CONSULTANT

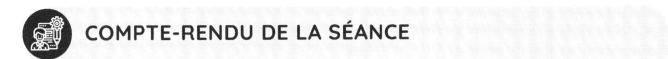

COMPTE-RENDU DE LA SÉANCE

RESSENTIS / PERCEPTIONS DURANT LA SÉANCE

Perception de couleurs pendant la séance ? ☐ OUI ☐ NON
☐ Rouge ☐ Orange ☐ Jaune ☐ Rose ☐ Vert ☐ Violet ☐ Bleu
☐ Blanc ☐ Doré ☐ Autres : ....

 MESSAGES REÇUES DURANT LA SÉANCE

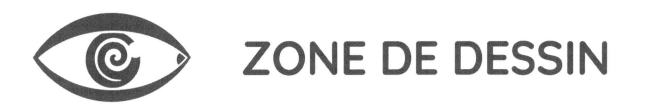

ZONE DE DESSIN

RETOUR DU CONSULTANT

ÉVALUTATION GÉNÉRALE DE LA SÉANCE

CONSULTANT

1 2 3 4 5 6 7 8 9 10

PRATICIEN(NE)

CONSULTATION N°2

Date du soin :   Heure :

En présentiel   A distance   Autres : ....

Signature d'une décharge ?   OUI   NON

 ETAT GÉNÉRAL DU CONSULTANT SELON SES DIRES

 ÉVÉNEMENTS MARQUANTS DU CONSULTANT

COMPTE-RENDU DE LA SÉANCE

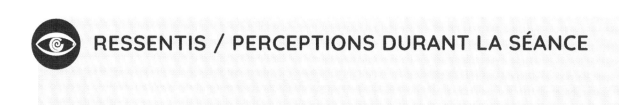 RESSENTIS / PERCEPTIONS DURANT LA SÉANCE

Perception de couleurs pendant la séance ?   OUI   NON

Rouge   Orange   Jaune   Rose   Vert   Violet   Bleu

Blanc   Doré   Autres : ....

 MESSAGES REÇUES DURANT LA SÉANCE

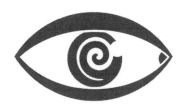 ZONE DE DESSIN

RETOUR DU CONSULTANT

ÉVALUTATION GÉNÉRALE DE LA SÉANCE										
CONSULTANT	○	○	○	○	○	○	○	○	○	○
	1	2	3	4	5	6	7	8	9	10
PRATICIEN(NE)	○	○	○	○	○	○	○	○	○	○

CONSULTATION N°3

Date du soin: Heure :

☐ En présentiel   ☐ A distance   ☐ Autres : ....

Signature d'une décharge ?   ☐ OUI   ☐ NON

 ETAT GÉNÉRAL DU CONSULTANT SELON SES DIRES

 ÉVÉNEMENTS MARQUANTS DU CONSULTANT

COMPTE-RENDU DE LA SÉANCE

👁 RESSENTIS / PERCEPTIONS DURANT LA SÉANCE

Perception de couleurs pendant la séance ?   ☐ OUI   ☐ NON

☐ Rouge   ☐ Orange   ☐ Jaune   ☐ Rose   ☐ Vert   ☐ Violet   ☐ Bleu

☐ Blanc   ☐ Doré   ☐ Autres : ....

💬 MESSAGES REÇUES DURANT LA SÉANCE

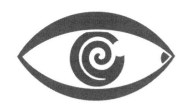 ZONE DE DESSIN

RETOUR DU CONSULTANT

ÉVALUTATION GÉNÉRALE DE LA SÉANCE

CONSULTANT	○	○	○	○	○	○	○	○	○	○
	1	2	3	4	5	6	7	8	9	10
PRATICIEN(NE)	○	○	○	○	○	○	○	○	○	○

HISTORIQUE / PLANIFICATION DES RENDEZ-VOUS

1ER RENDEZ-VOUS — JOUR / DATE / HEURE

2EME RENDEZ-VOUS — JOUR / DATE / HEURE

3EME RENDEZ-VOUS — JOUR / DATE / HEURE

4EME RENDEZ-VOUS — JOUR / DATE / HEURE

5EME RENDEZ-VOUS — JOUR / DATE / HEURE

6EME RENDEZ-VOUS — JOUR / DATE / HEURE

7EME RENDEZ-VOUS — JOUR / DATE / HEURE

8EME RENDEZ-VOUS — JOUR / DATE / HEURE

FICHE DE SUIVI CONSULTANT

IDENTITÉ

☐ Madame ☐ Mademoiselle ☐ Monsieur

Prénom :

Nom :

Date de Naissance :

Adresse complète :

Pays :

CONTACTS

Mobile : ☐ préféré

Téléphone fixe : ☐ préféré

Jour et horaires de rappels

☐ Lundi ☐ Mardi ☐ Mercredi

☐ Jeudi ☐ Vendredi ☐ Samedi

☐ Dimanche ☐ Du Lundi au Vendredi

Matinée : entre ___h___ et ___h___

Après-midi : entre ___h___ et ___h___

Soirée : entre ___h__ et __h__

Mail :

Mail professionnel :

CONSULTATION N°1

Date du soin :						Heure :

En présentiel			A distance			Autres : ....

Signature d'une décharge ?				OUI					NON

 ETAT GÉNÉRAL DU CONSULTANT SELON SES DIRES

 ÉVÉNEMENTS MARQUANTS DU CONSULTANT

COMPTE-RENDU DE LA SÉANCE

RESSENTIS / PERCEPTIONS DURANT LA SÉANCE

Perception de couleurs pendant la séance ?   OUI   NON

Rouge   Orange   Jaune   Rose   Vert   Violet   Bleu

Blanc   Doré   Autres : ....

MESSAGES REÇUES DURANT LA SÉANCE

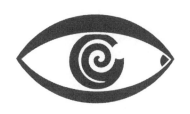 ZONE DE DESSIN

RETOUR DU CONSULTANT

ÉVALUATION GÉNÉRALE DE LA SÉANCE

CONSULTANT ○ ○ ○ ○ ○ ○ ○ ○ ○ ○

1   2   3   4   5   6   7   8   9   10

PRATICIEN(NE) ○ ○ ○ ○ ○ ○ ○ ○ ○ ○

CONSULTATION N°2

Date du soin: Heure :

☐ En présentiel   ☐ A distance   ☐ Autres : ....

Signature d'une décharge ?   ☐ OUI   ☐ NON

 ETAT GÉNÉRAL DU CONSULTANT SELON SES DIRES

 ÉVÉNEMENTS MARQUANTS DU CONSULTANT

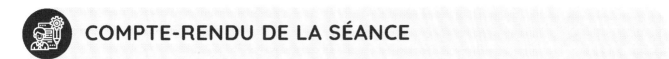

COMPTE-RENDU DE LA SÉANCE

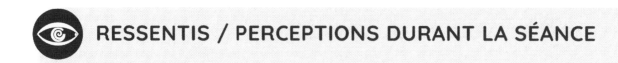 **RESSENTIS / PERCEPTIONS DURANT LA SÉANCE**

Perception de couleurs pendant la séance ? ☐ OUI ☐ NON

☐ Rouge ☐ Orange ☐ Jaune ☐ Rose ☐ Vert ☐ Violet ☐ Bleu
☐ Blanc ☐ Doré ☐ Autres : ....

 MESSAGES REÇUES DURANT LA SÉANCE

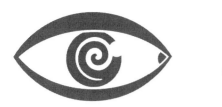 ZONE DE DESSIN

RETOUR DU CONSULTANT

ÉVALUTATION GÉNÉRALE DE LA SÉANCE

	1	2	3	4	5	6	7	8	9	10
CONSULTANT	○	○	○	○	○	○	○	○	○	○
PRATICIEN(NE)	○	○	○	○	○	○	○	○	○	○

CONSULTATION N°3

Date du soin: Heure :

En présentiel   A distance   Autres : ....

Signature d'une décharge ?   OUI   NON

 ETAT GÉNÉRAL DU CONSULTANT SELON SES DIRES

 ÉVÉNEMENTS MARQUANTS DU CONSULTANT

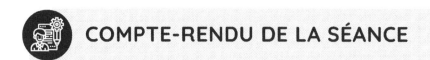

COMPTE-RENDU DE LA SÉANCE

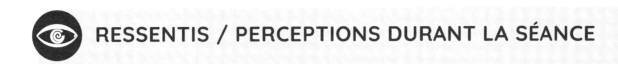 RESSENTIS / PERCEPTIONS DURANT LA SÉANCE

Perception de couleurs pendant la séance ?   OUI   NON

Rouge   Orange   Jaune   Rose   Vert   Violet   Bleu

Blanc   Doré   Autres : ....

 MESSAGES REÇUES DURANT LA SÉANCE

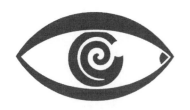 ZONE DE DESSIN

RETOUR DU CONSULTANT

ÉVALUTATION GÉNÉRALE DE LA SÉANCE

CONSULTANT

PRATICIEN(NE)

1 2 3 4 5 6 7 8 9 10

HISTORIQUE / PLANIFICATION DES RENDEZ-VOUS

1ER RENDEZ-VOUS — JOUR / DATE / HEURE

2EME RENDEZ-VOUS — JOUR / DATE / HEURE

3EME RENDEZ-VOUS — JOUR / DATE / HEURE

4EME RENDEZ-VOUS — JOUR / DATE / HEURE

5EME RENDEZ-VOUS — JOUR / DATE / HEURE

6EME RENDEZ-VOUS — JOUR / DATE / HEURE

7EME RENDEZ-VOUS — JOUR / DATE / HEURE

8EME RENDEZ-VOUS — JOUR / DATE / HEURE

FICHE DE SUIVI CONSULTANT

IDENTITÉ

☐ Madame ☐ Mademoiselle ☐ Monsieur

Prénom :

Nom :

Date de Naissance :

Adresse complète :

Pays :

CONTACTS

Mobile :   préféré

Téléphone fixe :   préféré

Jour et horaires de rappels

☐ Lundi ☐ Mardi ☐ Mercredi   Matinée : entre ___h___ et ___h___

☐ Jeudi ☐ Vendredi ☐ Samedi   Après-midi : entre ___h___ et ___h___

☐ Dimanche ☐ Du Lundi au Vendredi   Soirée : entre ___h__ et __h__

Mail :

Mail professionnel :

CONSULTATION N°1

Date du soin: Heure :

☐ En présentiel   ☐ A distance   ☐ Autres : ....

Signature d'une décharge ?   ☐ OUI   ☐ NON

 ETAT GÉNÉRAL DU CONSULTANT SELON SES DIRES

 ÉVÉNEMENTS MARQUANTS DU CONSULTANT

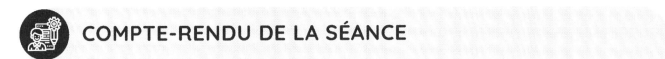

COMPTE-RENDU DE LA SÉANCE

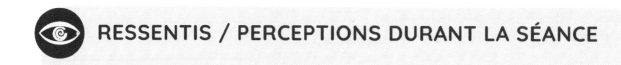 **RESSENTIS / PERCEPTIONS DURANT LA SÉANCE**

Perception de couleurs pendant la séance ?   OUI   NON
☐ Rouge ☐ Orange ☐ Jaune ☐ Rose ☐ Vert ☐ Violet ☐ Bleu
☐ Blanc ☐ Doré ☐ Autres : ....

 MESSAGES REÇUES DURANT LA SÉANCE

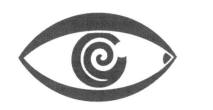 ZONE DE DESSIN

RETOUR DU CONSULTANT

ÉVALUTATION GÉNÉRALE DE LA SÉANCE

	1	2	3	4	5	6	7	8	9	10
CONSULTANT	○	○	○	○	○	○	○	○	○	○
PRATICIEN(NE)	○	○	○	○	○	○	○	○	○	○

CONSULTATION N°2

Date du soin: Heure :

En présentiel   A distance   Autres : ....

Signature d'une décharge ?   OUI   NON

 ETAT GÉNÉRAL DU CONSULTANT SELON SES DIRES

 ÉVÉNEMENTS MARQUANTS DU CONSULTANT

COMPTE-RENDU DE LA SÉANCE

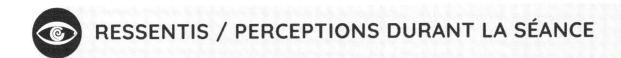 **RESSENTIS / PERCEPTIONS DURANT LA SÉANCE**

Perception de couleurs pendant la séance ?   OUI   NON

Rouge   Orange   Jaune   Rose   Vert   Violet   Bleu

Blanc   Doré   Autres : ....

 MESSAGES REÇUES DURANT LA SÉANCE

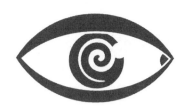 ZONE DE DESSIN

RETOUR DU CONSULTANT

ÉVALUTATION GÉNÉRALE DE LA SÉANCE

CONSULTANT

PRATICIEN(NE)

1 2 3 4 5 6 7 8 9 10

CONSULTATION N°3

Date du soin: Heure :

☐ En présentiel   ☐ A distance   ☐ Autres : ....

Signature d'une décharge ?   ☐ OUI   ☐ NON

 ETAT GÉNÉRAL DU CONSULTANT SELON SES DIRES

 ÉVÉNEMENTS MARQUANTS DU CONSULTANT

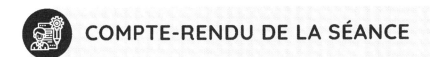

COMPTE-RENDU DE LA SÉANCE

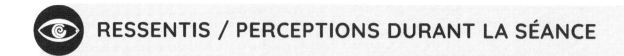 RESSENTIS / PERCEPTIONS DURANT LA SÉANCE

Perception de couleurs pendant la séance ?　　OUI　　NON

☐ Rouge　☐ Orange　☐ Jaune　☐ Rose　☐ Vert　☐ Violet　☐ Bleu

☐ Blanc　☐ Doré　☐ Autres : ....

 MESSAGES REÇUES DURANT LA SÉANCE

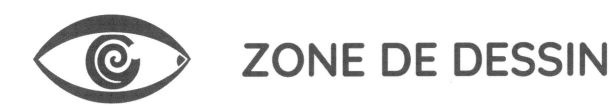

RETOUR DU CONSULTANT

ÉVALUTATION GÉNÉRALE DE LA SÉANCE

CONSULTANT

1 2 3 4 5 6 7 8 9 10

PRATICIEN(NE)

HISTORIQUE / PLANIFICATION DES RENDEZ-VOUS

1ER RENDEZ-VOUS

JOUR / DATE / HEURE

2EME RENDEZ-VOUS

JOUR / DATE / HEURE

3EME RENDEZ-VOUS

JOUR / DATE / HEURE

4EME RENDEZ-VOUS

JOUR / DATE / HEURE

5EME RENDEZ-VOUS

JOUR / DATE / HEURE

6EME RENDEZ-VOUS

JOUR / DATE / HEURE

7EME RENDEZ-VOUS

JOUR / DATE / HEURE

8EME RENDEZ-VOUS

JOUR / DATE / HEURE

FICHE DE SUIVI CONSULTANT

IDENTITÉ

☐ Madame ☐ Mademoiselle ☐ Monsieur

Prénom :

Nom :

Date de Naissance :

Adresse complète :

Pays :

CONTACTS

Mobile : ☐ préféré

Téléphone fixe : ☐ préféré

Jour et horaires de rappels

☐ Lundi ☐ Mardi ☐ Mercredi

☐ Jeudi ☐ Vendredi ☐ Samedi

☐ Dimanche ☐ Du Lundi au Vendredi

Matinée : entre ___h___ et ___h___

Après-midi : entre ___h___ et ___h___

Soirée : entre ___h__ et __h__

Mail :

Mail professionnel :

CONSULTATION N°1

Date du soin: Heure :

En présentiel   A distance   Autres : ....

Signature d'une décharge ?   OUI   NON

 ETAT GÉNÉRAL DU CONSULTANT SELON SES DIRES

 ÉVÉNEMENTS MARQUANTS DU CONSULTANT

COMPTE-RENDU DE LA SÉANCE

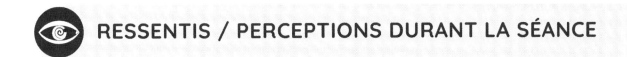 RESSENTIS / PERCEPTIONS DURANT LA SÉANCE

Perception de couleurs pendant la séance ?   OUI   NON

Rouge   Orange   Jaune   Rose   Vert   Violet   Bleu

Blanc   Doré   Autres : ....

 MESSAGES REÇUES DURANT LA SÉANCE

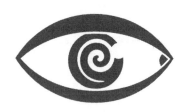 ZONE DE DESSIN

RETOUR DU CONSULTANT

ÉVALUTATION GÉNÉRALE DE LA SÉANCE

CONSULTANT

1 2 3 4 5 6 7 8 9 10

PRATICIEN(NE)

CONSULTATION N°2

Date du soin: Heure :

☐ En présentiel   ☐ A distance   ☐ Autres : ....

Signature d'une décharge ?   ☐ OUI   ☐ NON

ETAT GÉNÉRAL DU CONSULTANT SELON SES DIRES

ÉVÉNEMENTS MARQUANTS DU CONSULTANT

COMPTE-RENDU DE LA SÉANCE

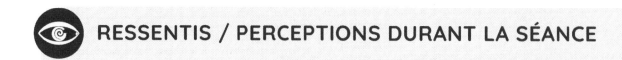 **RESSENTIS / PERCEPTIONS DURANT LA SÉANCE**

Perception de couleurs pendant la séance ?   OUI   NON

☐ Rouge   ☐ Orange   ☐ Jaune   ☐ Rose   ☐ Vert   ☐ Violet   ☐ Bleu
☐ Blanc   ☐ Doré   ☐ Autres : ....

 MESSAGES REÇUES DURANT LA SÉANCE

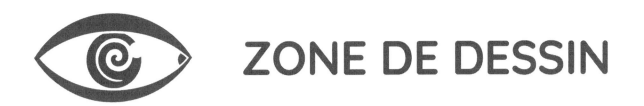

RETOUR DU CONSULTANT

ÉVALUTATION GÉNÉRALE DE LA SÉANCE

CONSULTANT	○	○	○	○	○	○	○	○	○	○
	1	2	3	4	5	6	7	8	9	10
PRATICIEN(NE)	○	○	○	○	○	○	○	○	○	○

CONSULTATION N°3

Date du soin :   Heure :

☐ En présentiel   ☐ A distance   Autres : ....
Signature d'une décharge ?   ☐ OUI   ☐ NON

 ETAT GÉNÉRAL DU CONSULTANT SELON SES DIRES

 ÉVÉNEMENTS MARQUANTS DU CONSULTANT

COMPTE-RENDU DE LA SÉANCE

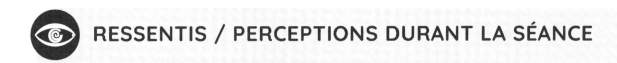 RESSENTIS / PERCEPTIONS DURANT LA SÉANCE

Perception de couleurs pendant la séance ?   OUI   NON

Rouge   Orange   Jaune   Rose   Vert   Violet   Bleu

Blanc   Doré   Autres : ....

 MESSAGES REÇUES DURANT LA SÉANCE

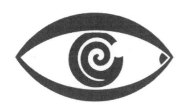 ZONE DE DESSIN

RETOUR DU CONSULTANT

ÉVALUTATION GÉNÉRALE DE LA SÉANCE

	1	2	3	4	5	6	7	8	9	10
CONSULTANT	○	○	○	○	○	○	○	○	○	○
PRATICIEN(NE)	○	○	○	○	○	○	○	○	○	○

HISTORIQUE / PLANIFICATION DES RENDEZ-VOUS

1ER RENDEZ-VOUS — JOUR / DATE / HEURE

2EME RENDEZ-VOUS — JOUR / DATE / HEURE

3EME RENDEZ-VOUS — JOUR / DATE / HEURE

4EME RENDEZ-VOUS — JOUR / DATE / HEURE

5EME RENDEZ-VOUS — JOUR / DATE / HEURE

6EME RENDEZ-VOUS — JOUR / DATE / HEURE

7EME RENDEZ-VOUS — JOUR / DATE / HEURE

8EME RENDEZ-VOUS — JOUR / DATE / HEURE

FICHE DE SUIVI CONSULTANT

IDENTITÉ

☐ Madame ☐ Mademoiselle ☐ Monsieur

Prénom :

Nom :

Date de Naissance :

Adresse complète :

Pays :

CONTACTS

Mobile :   préféré

Téléphone fixe :   préféré

Jour et horaires de rappels

☐ Lundi ☐ Mardi ☐ Mercredi   Matinée : entre ___h___ et ___h___

☐ Jeudi ☐ Vendredi ☐ Samedi   Après-midi : entre ___h___ et ___h___

☐ Dimanche ☐ Du Lundi au Vendredi   Soirée : entre ___h__ et __h__

Mail :

Mail professionnel :

CONSULTATION N°1

Date du soin :   Heure :

☐ En présentiel   ☐ A distance   ☐ Autres : ....

Signature d'une décharge ?   ☐ OUI   ☐ NON

 ETAT GÉNÉRAL DU CONSULTANT SELON SES DIRES

 ÉVÉNEMENTS MARQUANTS DU CONSULTANT

COMPTE-RENDU DE LA SÉANCE

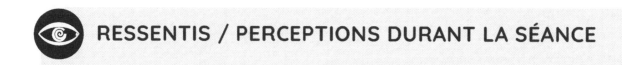 RESSENTIS / PERCEPTIONS DURANT LA SÉANCE

Perception de couleurs pendant la séance ? OUI NON
 Rouge Orange Jaune Rose Vert Violet Bleu
 Blanc Doré Autres : ....

 MESSAGES REÇUES DURANT LA SÉANCE

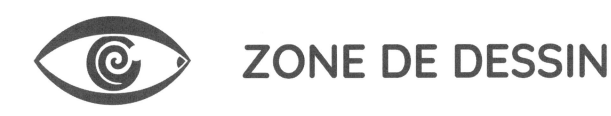

RETOUR DU CONSULTANT

ÉVALUTATION GÉNÉRALE DE LA SÉANCE

CONSULTANT

1 2 3 4 5 6 7 8 9 10

PRATICIEN(NE)

CONSULTATION N°2

Date du soin: Heure :

    En présentiel   A distance   Autres : ....

Signature d'une décharge ?   OUI   NON

 ETAT GÉNÉRAL DU CONSULTANT SELON SES DIRES

 ÉVÉNEMENTS MARQUANTS DU CONSULTANT

COMPTE-RENDU DE LA SÉANCE

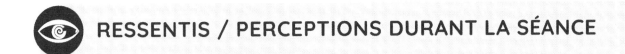# RESSENTIS / PERCEPTIONS DURANT LA SÉANCE

Perception de couleurs pendant la séance ?   OUI   NON

Rouge   Orange   Jaune   Rose   Vert   Violet   Bleu

Blanc   Doré   Autres : ....

MESSAGES REÇUES DURANT LA SÉANCE

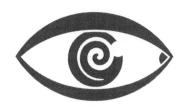 ZONE DE DESSIN

RETOUR DU CONSULTANT

ÉVALUTATION GÉNÉRALE DE LA SÉANCE

CONSULTANT

○ ○ ○ ○ ○ ○ ○ ○ ○ ○

1 2 3 4 5 6 7 8 9 10

PRATICIEN(NE)

○ ○ ○ ○ ○ ○ ○ ○ ○ ○

CONSULTATION N°3

Date du soin: Heure :

☐ En présentiel   ☐ A distance   ☐ Autres : ....

Signature d'une décharge ?   ☐ OUI   ☐ NON

 ETAT GÉNÉRAL DU CONSULTANT SELON SES DIRES

 ÉVÉNEMENTS MARQUANTS DU CONSULTANT

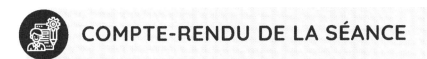

COMPTE-RENDU DE LA SÉANCE

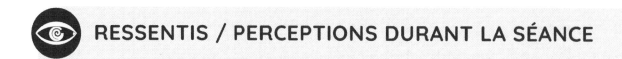 RESSENTIS / PERCEPTIONS DURANT LA SÉANCE

Perception de couleurs pendant la séance ? ☐ OUI ☐ NON

☐ Rouge ☐ Orange ☐ Jaune ☐ Rose ☐ Vert ☐ Violet ☐ Bleu

☐ Blanc ☐ Doré ☐ Autres : ....

MESSAGES REÇUES DURANT LA SÉANCE

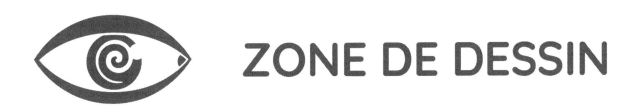
ZONE DE DESSIN

RETOUR DU CONSULTANT

ÉVALUTATION GÉNÉRALE DE LA SÉANCE

	1	2	3	4	5	6	7	8	9	10
CONSULTANT	○	○	○	○	○	○	○	○	○	○
PRATICIEN(NE)	○	○	○	○	○	○	○	○	○	○

HISTORIQUE / PLANIFICATION DES RENDEZ-VOUS

1ER RENDEZ-VOUS — JOUR / DATE / HEURE

2EME RENDEZ-VOUS — JOUR / DATE / HEURE

3EME RENDEZ-VOUS — JOUR / DATE / HEURE

4EME RENDEZ-VOUS — JOUR / DATE / HEURE

5EME RENDEZ-VOUS — JOUR / DATE / HEURE

6EME RENDEZ-VOUS — JOUR / DATE / HEURE

7EME RENDEZ-VOUS — JOUR / DATE / HEURE

8EME RENDEZ-VOUS — JOUR / DATE / HEURE

FICHE DE SUIVI CONSULTANT

IDENTITÉ

☐ Madame ☐ Mademoiselle ☐ Monsieur

Prénom :

Nom :

Date de Naissance :

Adresse complète :

Pays :

CONTACTS

Mobile : ☐ préféré

Téléphone fixe : ☐ préféré

Jour et horaires de rappels

☐ Lundi ☐ Mardi ☐ Mercredi   Matinée : entre ___h___ et ___h___

☐ Jeudi ☐ Vendredi ☐ Samedi   Après-midi : entre ___h___ et ___h___

☐ Dimanche ☐ Du Lundi au Vendredi   Soirée : entre ___h__ et __h__

Mail :

Mail professionnel :

CONSULTATION N°1

Date du soin :   Heure :

  En présentiel   A distance   Autres : ....
Signature d'une décharge ?   OUI   NON

 ETAT GÉNÉRAL DU CONSULTANT SELON SES DIRES

 ÉVÉNEMENTS MARQUANTS DU CONSULTANT

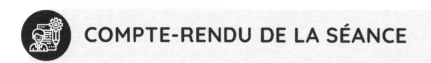

COMPTE-RENDU DE LA SÉANCE

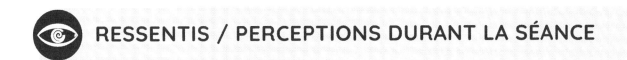 RESSENTIS / PERCEPTIONS DURANT LA SÉANCE

Perception de couleurs pendant la séance ?   OUI   NON

Rouge   Orange   Jaune   Rose   Vert   Violet   Bleu

Blanc   Doré   Autres : ....

 MESSAGES REÇUES DURANT LA SÉANCE

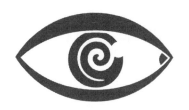

ZONE DE DESSIN

RETOUR DU CONSULTANT

ÉVALUTATION GÉNÉRALE DE LA SÉANCE

CONSULTANT ○ ○ ○ ○ ○ ○ ○ ○ ○ ○

1 2 3 4 5 6 7 8 9 10

PRATICIEN(NE) ○ ○ ○ ○ ○ ○ ○ ○ ○ ○

CONSULTATION N°2

Date du soin: Heure :

☐ En présentiel   ☐ A distance   ☐ Autres : ....

Signature d'une décharge ?   ☐ OUI   ☐ NON

 ETAT GÉNÉRAL DU CONSULTANT SELON SES DIRES

 ÉVÉNEMENTS MARQUANTS DU CONSULTANT

COMPTE-RENDU DE LA SÉANCE

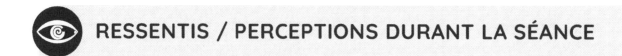 **RESSENTIS / PERCEPTIONS DURANT LA SÉANCE**

Perception de couleurs pendant la séance ?   OUI   NON

Rouge   Orange   Jaune   Rose   Vert   Violet   Bleu

Blanc   Doré   Autres : ....

 MESSAGES REÇUES DURANT LA SÉANCE

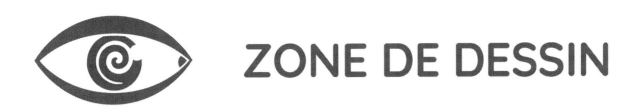
ZONE DE DESSIN

RETOUR DU CONSULTANT

ÉVALUTATION GÉNÉRALE DE LA SÉANCE

	1	2	3	4	5	6	7	8	9	10
CONSULTANT	○	○	○	○	○	○	○	○	○	○
PRATICIEN(NE)	○	○	○	○	○	○	○	○	○	○

CONSULTATION N°3

Date du soin: Heure :

En présentiel   A distance   Autres : ....

Signature d'une décharge ?   OUI   NON

 ETAT GÉNÉRAL DU CONSULTANT SELON SES DIRES

 ÉVÉNEMENTS MARQUANTS DU CONSULTANT

COMPTE-RENDU DE LA SÉANCE

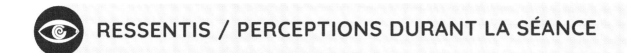 RESSENTIS / PERCEPTIONS DURANT LA SÉANCE

Perception de couleurs pendant la séance ?   OUI   NON

Rouge   Orange   Jaune   Rose   Vert   Violet   Bleu

Blanc   Doré   Autres : ....

 MESSAGES REÇUES DURANT LA SÉANCE

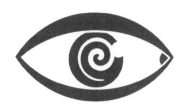 ZONE DE DESSIN

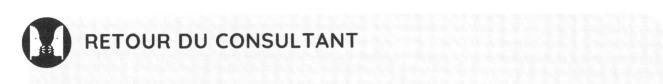

RETOUR DU CONSULTANT

ÉVALUTATION GÉNÉRALE DE LA SÉANCE

CONSULTANT	1	2	3	4	5	6	7	8	9	10
PRATICIEN(NE)	○	○	○	○	○	○	○	○	○	○

HISTORIQUE / PLANIFICATION DES RENDEZ-VOUS

1ER RENDEZ-VOUS — JOUR / DATE / HEURE

2EME RENDEZ-VOUS — JOUR / DATE / HEURE

3EME RENDEZ-VOUS — JOUR / DATE / HEURE

4EME RENDEZ-VOUS — JOUR / DATE / HEURE

5EME RENDEZ-VOUS — JOUR / DATE / HEURE

6EME RENDEZ-VOUS — JOUR / DATE / HEURE

7EME RENDEZ-VOUS — JOUR / DATE / HEURE

8EME RENDEZ-VOUS — JOUR / DATE / HEURE

Printed in France by Amazon
Brétigny-sur-Orge, FR